アンチ エイジング の 教科書

かもめの本棚

はじめに

「美しく、健康に老いたい」という多くの人の思いに応えて、前著『アンチエイジング読本』を上梓したのは2015年。当時はアンチエイジングというと、いかに老化を遅らせ、若々しく見られるかという点に関心がある人がほとんどで、「一つひとつの細胞まで健康でいることがアンチエイジングの目的である」と説く私の本を読み、目からうろこが落ちたという人も多かったようです。

それから6年。ようやく、アンチエイジングとは老化に抗うのみならず、心身とも健やかに日々を重ねていくことだと気づいてもらえるようになったと感じています。

一方、日本は世界の中で常に上位の長寿国でありながら、人の世話になららずに自立して生活できる年齢を指す健康寿命と平均寿命との間には、相変わらず大きな開きがあり、多くの人が人生を締めくくるまで10年近くも不自由な生活を送らざるを得ない状況は変わっていません。その背景にあるのは、食生活や生活環境の変化で増えている生活習慣病をはじめとする多くの疾病です。

さらに、気候変動や経済のグローバル化などにより、私たちの健康を脅かす感染症も増加しています。世界中の動きを一斉に止めた新型コロナウイルス感染症（COVID-19）は、いまなお感染の勢いが収まらず、私たちの生活を根本から変えつつあります。

このような状況の中でなお、美しく健康に老いるために大切なのは、自分の体を知り、心身の状態を客観的に把握できる感性を養い、さらなる健康づくりについて自ら考え実践する力をつけることだと思います。この本を著したのは、まさにそうした「アンチエイジングの知恵」をより多くの人に知ってもらいたいと考えたからです。

私は、東海大学医学部で長年にわたり分子遺伝学の研究に取り組み、その視点から老化のメカニズムを解明し、どうしたら老化を遅らせることができるのかを探究してきました。それらを通して得たのが、「アンチエイジングは健康管理そのものである」との確信です。

その後、2018年度から同大学に新設された健康学部に籍を置き、健康医科学の研究と、次代を担う若者たちに本質的な健康のあり方について伝えるための教育に勤しんできました。

こうした長年にわたる教員としての経験も生かしたいと、本書のタイトルは『アンチエイジングの教科書』とし、アンチエイジングについての知識とそれを実践する方法を体系的に順を追って身につけられるよう、大学での講義のような構成を試みています。

まず、「ガイダンス」で大事なポイントと本書で解説する内容を俯瞰。「理論編」ではアンチエイジングの知恵を身につけるために知っておいてほしい項目を論じ、「実践編」ではその知識を日常のさまざまな場面に応じて使う方法を紹介しています。

さらに「特別講義」では最新の研究成果に私の考察も交え、未来のアンチエイジングについて考えました。

本書が、一人でも多くの読者にとって美しく健康に老いるための一助になることができたら、長年にわたりアンチエイジングの研究に取り組み、教育者として本質的な健康について考えてきた私にとって望外の喜びです。

Contents

目次

はじめに …… 002

ガイダンス アンチエイジングの骨格 …… 014

0-1 アンチエイジングが目指すもの …… 016

0-2 美と若さは健康な体から …… 018

0-3 体は食べたものでつくられる …… 022

0-4 食事とは細胞が細胞を食べること …… 026

0-5 老化を進める酸化と糖化 …… 030

0-6 遺伝子が多様な個性をつくる …… 034

0-7 自分の体を知る …… 040

理論編　アンチエイジングの基礎知識　046

1限目　食と栄養

1-1　必ずとりたい栄養素　048
1-2　健康を左右する代謝のメカニズム　057
1-3　正しく知りたい糖質のこと　060
1-4　痩せて見える肥満に注意　066

2限目　美と健康の黄金バランス

2-1　あなたの体はフルオーダー　070
2-2　同じ年なのにあの人はなぜ若いのか　073
2-3　環境が遺伝子の働き方を変える　075
2-4　年代により異なる黄金バランス　078

3限目　寿命を決める生活習慣病

3-1　弱いところから病み老いる……082
3-2　生活習慣病とアンチエイジング……085
3-3　大切なのは血管の老化を防ぐこと……090
3-4　がんは忘れたころにやってくる……093

4限目　睡眠と休養

4-1　睡眠は量より質で……096
4-2　体内時計を整える……102
4-3　ストレスには「幸せホルモン」……106

5限目　知っておきたい感染症と免疫力
5-1　感染症に立ち向かう免疫力……110
5-2　2段構えの防御システム……115
5-3　体内環境が免疫力を左右する……119

実践編

美と若さのライフスタイル……122

6限目　おいしく健康になる食生活
6-1　食べる順番に極意あり……124
6-2　栄養もバランスが大切……127
6-3　バランスよく塩分が少ない地中海食……130
6-4　理想的な食事は1975年の日本食……133

6-5 旬の野菜はおいしさも栄養も上質 …… 136

7限目　身近な食をきちんと理解する

7-1 毎日の食卓に発酵食を …… 141
7-2 油の種類と効能を正しく知る …… 145
7-3 骨の質を高めるタンパク質 …… 148
7-4 あなたに合うサプリメント、合わないサプリメント …… 150
7-5 子どもたちに未来の健康を …… 153

8限目　生活リズムを整える

8-1 夕食後3時間はゆったりタイム …… 157
8-2 きれいは夜つくられる …… 159
8-3 「自分仕様のトリセツ」を持とう …… 163

9限目　中年期のアンチエイジング
9-1 中年の敵はメタボとロコモ …… 165
9-2 食べすぎを防いでくれるホルモン …… 169
9-3 痩せすぎも要注意 …… 171
10限目　高年期のアンチエイジング
10-1 高年の敵はサルコペニアとフレイル …… 174
10-2 健康寿命を縮める因子とは …… 179
10-3 筋肉を減らさないための食事と運動 …… 182
10-4 のどのアンチエイジング …… 184
10-5 目のアンチエイジング …… 187

11限目　続けられる運動習慣

11-1 日常に有酸素運動とストレッチを …… 189
11-2 ロコチェックとロコトレ …… 192
11-3 おしりと足の筋肉を鍛えよう …… 195
11-4 姿勢がよくなる体幹トレーニング …… 199
11-5 ときにはレジスタンス運動を …… 202
11-6 マインドフルネスとは …… 204

12限目　見直したい生活習慣

12-1 喫煙は老化を促進させる …… 206
12-2 飲酒は適量を楽しむ …… 210
12-3 光が刻むシミやシワ …… 212
12-4 美しさは内側からやってくる …… 216

特別講義
どうなる？　未来のアンチエイジング……218
細胞レベルでわかってきたこと……220
遺伝子レベルでわかってきたこと……223
遺伝子の働き方は変えられる……230
腸内環境は体調の司令塔……234
抗酸化力の強いフィトケミカル……239
酸化をより進めてしまう糖化の正体……242
未来のアンチエイジングはこうなる！……244

おわりに……248

東海大学医学部付属東京病院
抗加齢ドックのご案内……252

ガイダンス

アンチエイジングの骨格

0-1 アンチエイジングが目指すもの …… 016
0-2 美と若さは健康な体から …… 018
0-3 体は食べたものでつくられる …… 022
0-4 食事とは細胞が細胞を食べること …… 026
0-5 老化を進める酸化と糖化 …… 030
0-6 遺伝子が多様な個性をつくる …… 034
0-7 自分の体を知る …… 040

ガイダンスには、新たな授業や講義を開始するに当たり案内や手引きをすることと、受講者が自分の適性を知ることで前途を決める手助けをするという2つの意味があります。

これから私がお話しするガイダンスもまた、アンチエイジングの骨格を伝えるために、2つの大きな目的があります。1つ目は、アンチエイジングと健康に関して、基本となる体の仕組みや栄養についての大枠を知ること。2つ目は、一人ひとり全く違う個性を持つ皆さんが自分の体について知り、一生ものの「アンチエイジングの知恵」を身につけることの大切さを理解することです。

では、始めましょう。

0-1 アンチエイジングが目指すもの

広辞苑をひもとくと、エイジング（老化）とは「年をとること」「年をとるにつれて生理機能がおとろえること」とされています。疑問の余地もなく明瞭な定義ですが、年をとればとるほど見た目や健康状態に差が出てくることまでは説明してくれていません。

わかりやすく考えるために、車を例にとってみましょう。

車の機能は、安全に走ることにあります。ピカピカの新車でも、５年も経てば物理的な消耗や経年劣化により、車体の光沢がなくなり、タイヤやブレーキ、ワイパー、バッテリーも交換が必要になります。

さらに10年経ち、走行距離も10万キロメートルをすぎれば、オイル漏れやエンジンの不調により機能が低下してきます。

車の劣化の程度は車種によっても異なりますが、どんなによい部品を使った車でも乱暴に扱えば寿命は短くなり、逆に、普通の部品を使った車でも丁寧に扱えば寿命は延びます。つまり、乗り方や保管方法といった扱い方で、劣化の速度はだいぶ違ってくるのです。

車種は、ヒトに置き換えると遺伝による個性にたとえることができます。長寿の遺伝子を持っていても生活習慣が悪ければ寿命は短くなり、短命の遺伝子を持っていたとしても、よい生活習慣により寿命は延ばすことができます。

こうした老化の速度を遅らせることが、アンチエイジング（抗老化）です。

老化のメカニズムや体の仕組みを知ることでアンチエイジングの本質を知り、美しく健康に老いること。それが、アンチエイジングの目的です。

0-2 美と若さは健康な体から

ここで、皆さんに質問です。

ニワトリの卵は黄身と白身からなることは、誰もが知っていますよね。では、ヒヨコになるのは卵のどの部分でしょうか？

「ヒヨコが黄色いから黄身！」

多くの人はそう勘違いするようですが、実際にヒヨコになるのは、黄身の表面に見える点のような小さな白い塊です。

黄身と白身の役割はというと、細胞が分裂・分化し、ヒヨコになる過程を支えるために必要な栄養です。卵の中で黄身と白身の占める割合の大きさを見れば、ヒヨコになるためにいかに大量の栄養が必要であるかがわかるでしょう。

ではヒトの場合はどうでしょうか。

母親の胎内で卵子と精子が出合い小さな受精卵になります。ニワトリの卵のような栄養がない受精卵は、ある時期になると母親とへその緒でつながり、成長するための酸素と栄養を母親から供給してもらいます。栄養をとりながら受精卵というたった1つの細胞からおよそ2兆個まで分裂を繰り返し、出生します。母親の胎内にいる約40週間で赤ん坊が母親から得る酸素や栄養は、膨大なものです。

出産と同時にへその緒は切断され、赤ん坊は外から栄養をとり込む必要に迫られます。母乳から離乳食へ、やがて3度の食事から栄養を得て、ヒトの体内では細胞分裂が活発になり、体はどんどん大きくなっていきます。そして、最終的には37兆個の細胞になり、ヒトの体が構成されるのです。

さらに、細胞にはそれぞれ固有の寿命があり、失われた細胞の多くは隣接する細胞が分裂することで補われます。私たちの体内では、日々、細胞分裂が繰り返されているのです。それを支えるのもまた、食事からとる膨大な栄養です。

やがて細胞の分裂能力は低下して数が減少し、それらの細胞から成り立っている臓器や器官のサイズは小さくなり、個々の細胞の働きが落ちると同時に細胞数が減少することで、臓器や器官の機能が低下してくるのです。

これがヒトのエイジング、すなわち老化です。逆に考えれば、個々の細胞が活性化していれば若々しさを保てることになります。つまり、アンチエイジングとは単に美と若さを追求するものではなく、健康な体づくりを目指すものなのです。

健康な体の重要な条件は、脂肪と筋肉のバランスがとれ、丈夫な骨で支えられていること。体の脂肪や筋肉、骨は皆、食べたものからつくられます。日々食べたものが消化吸収され、分解されたり、体に必要なものが合成されたりすることで、私たちの健康は保たれているのです。

当たり前のように思われるこのような体のメカニズム。ですが、私たち日本人の考えるアンチエイジングは、はたして健康に結びついているのでしょうか。

日本の女性の場合、特に「痩せること」へのこだわりが強く、「痩せたね」と言われると、ほとんどの人が喜びます。でも、海外で女性に向かって「痩せたね」と言うと、むしろ不快感を示されます。なぜなら、痩せていることは不健康を意味するからです。

健康な女性なら、アスリートでもない限り体脂肪率は25パーセントくらいが普通です。皮下脂肪には、体内の男性ホルモンを女性ホルモンに転換させる働きがあり、体脂肪が少なくなりすぎると、男性ホルモンの割合が増えて無月経などの月経異常がおこりやすくなります。体脂肪が低下した状態は、そのほかにもさまざまな異常を引き起こし、女性の健康を損ねることにつながるのです。

さらに、「隠れ肥満」も問題です。隠れ肥満とは、体重やBMI（体格指数＝体重〈キログラム〉÷身長〈メートル〉÷身長〈メートル〉）は標準値以内でも、体脂肪率が標準値をこえ、「肥満傾向」（女性の場合30パーセント以上）や「肥満」（同35パーセント以上）になっている状態のこと。

原因は、誤ったダイエット法や運動不足により筋肉が減ってしまったためで、そうなると結果的に不健康になって美や若さも失ってしまう危険があります。

0-3 体は食べたものでつくられる

日本人がいかに栄養に無関心かがわかるデータがあります。少し古いものですが、いまも大きく変わっていないと思いますので紹介しましょう。

ＮＨＫ放送文化研究所が２０１６年に行った「食生活に関する世論調査」で、「食事で重視すること」という質問にいちばん多かった回答は、「おいしいものを食べること」(40パーセント)。肝心な「栄養がとれること」(24パーセント)は2番目でした。食事において栄養が重要だという意識は若い人ほど低く、16〜29歳の男性ではわずか8パーセント、同じく女性では13パーセントです。逆に、「おいしいものを食べること」を重視するのは、男性では50歳代までのすべての年代で40パーセント以上、16〜29歳の女性では60パーセントと突出しています。

確かにおいしく食べることは大切ですが、私たちが食事をする最も重要で本質的な目的は栄養であるはず。たとえ、空腹が満たされておいしく楽しく食べられたとしても、体に必要な栄養素がバランスよく含まれていなければ、食事本来の目的は果たせないということを理解していない人が想像以上に多い結果に、私は驚きました。

私たちの体が食べたものでつくられる以上、健康づくりにバランスのよい食事は欠かせません。

生活習慣病の予防を目的として、2005年に厚生労働省と農林水産省が共同で「食事バランスガイド」を策定しました。1日に何をどれくらい食べたらよいのか、日本人の食事に合わせてわかりやすくイラストで表したものですが、策定から時間が経っているにもかかわらず、まだまだ私たちの食生活に浸透していないようです。

一方、「自分は栄養に気を遣っている」という人でも、食べたものが体の中でどのように作用し、体の中でどのような変化がおこっているのかまで関心を持っている人は少ないのではないでしょうか。

たとえば、テレビ番組や雑誌、インターネット、SNSなどの情報で、「この食材が体によい」と流されると、スーパーマーケットの棚が空になるほど売れることがよくあるようですね。でも、なぜその食材が健康によいのか、きちんと知ろうという人はあまりいません。

私たちの体が正常に働くためにはどのような栄養素が必要で、摂取したものが体の中でどのように使われ、働くのか――。それを理解している人は、必要な食材を過不足なく食べるという行動が自然にできます。「ダイエットには○○がいい！」と耳にしても、栄養に関して基本的なことがわかっていれば「これはおかしい」とすぐに気づき、その情報に踊らされることはありません。

健康を支えるアンチエイジングにおいて最も大切なのは、体のメカニズムを知り、自分に必要なものをバランスよくとることです。

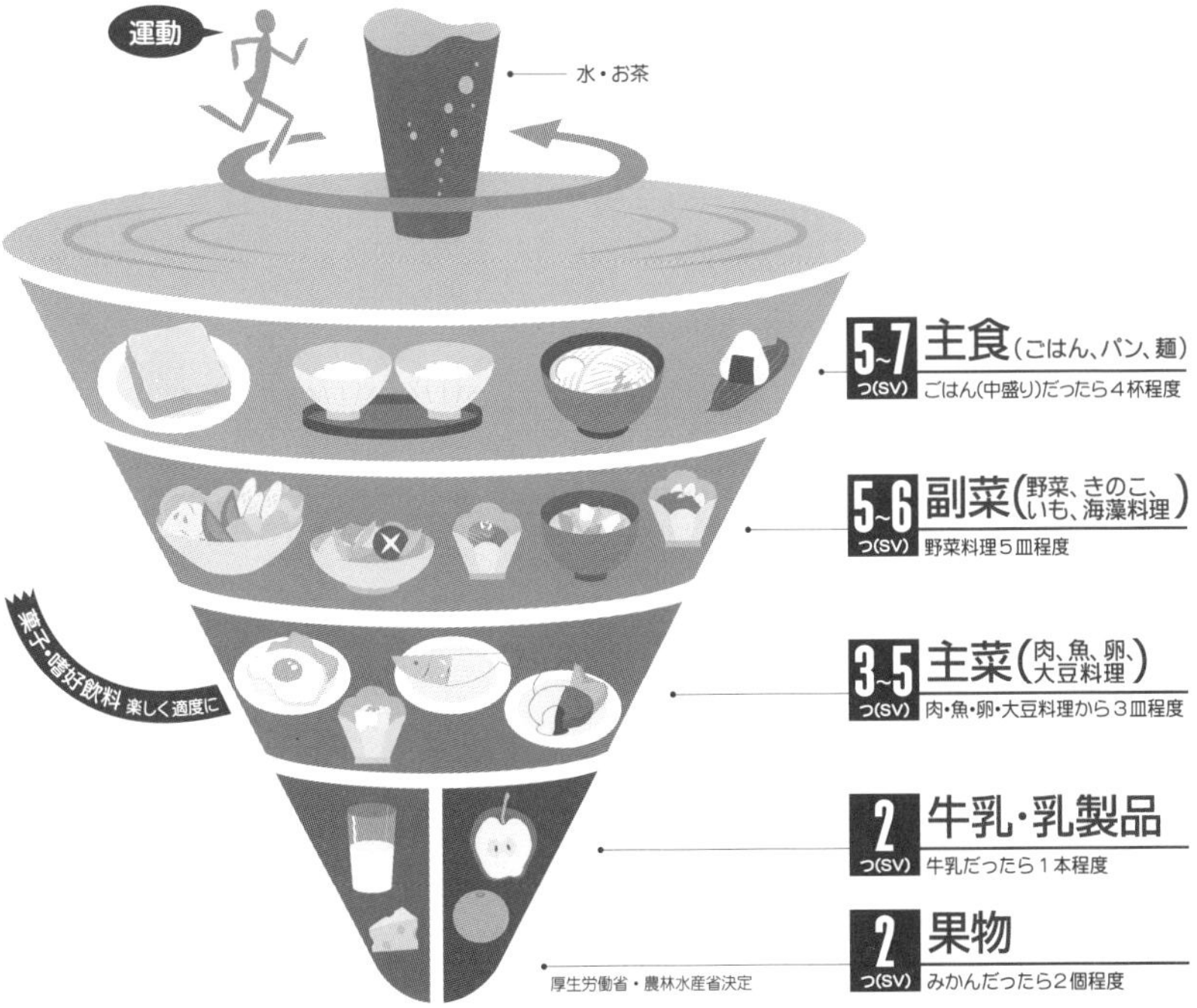

※SVとはサービング（食事の提供量の単位）の略

【食事バランスガイド】

1日に何をどれくらい食べたらよいのかを、コマのイラストとその中にある料理から考えられるようにしたもの。主食、副菜、主菜、乳製品、果物などを組み合わせて食べる日本の食事スタイルに合わせ、よく目にする料理のイラストで表現している。健康で豊かな食生活の実現を目的に、農林水産省と厚生労働省が2005年に策定した

0-4 食事とは細胞が細胞を食べること

私たちは健康な体を維持し活動するために、必要な物質を食事でとり入れて利用し、不要な老廃物を排出しています。厳密には、こうした一連の生命活動を「栄養」といい、栄養のために必要な物質を「栄養素」といいます。

最初にエネルギー源となる炭水化物（糖質）、細胞膜などをつくる脂質、筋肉などをつくるタンパク質は、かつて3大栄養素ともいわれましたが、現在は「エネルギー産生栄養素」と呼ばれています。

これらに加え、代謝や体の調子を整えるビタミン、体の構成成分になり、また臓器や組織のさまざまな反応を円滑に働かせるのに必要なミネラル（カルシウム、リン、カリウムなどの微量元素）、第6の栄養素といわれる食物繊維をバランスよく摂取することが食事の基本です。

では、ヒトにとって食事の役割とは？

たとえばあなたはランチで高タンパク低カロリーのチキンステーキ定食を食べたとしましょう。肉もごはんも、いわば細胞の固まりです。これらを口に入れたらまず、かみます。「かむ」という行為は細胞を壊すだけではありません。かめばかむほど肉やごはん粒は細かくなって表面積が大きくなり、唾液も多く分泌されて分解がうまく進みます。

次に、あなたがゴクリと飲み込んで胃袋に入った食物は、胃酸という強力な酸でドロドロに溶かされ、同時に殺菌されます。胃の粘膜からはタンパク質を分解するペプシンと、脂質を分解する胃リパーゼという2種類の消化酵素が分泌されます。胃の先にある十二指腸では、膵臓から分泌される8種類の消化酵素と混ざり合い、さらに分解されていきます。

このように、さまざまな消化酵素の働きで、炭水化物、脂質、タンパク質の細胞は小さな分子に分解されていくわけですが、それは小腸の壁から吸収されやすくするため。小腸の壁にも数種類の消化酵素が存在し、そこを通過することで、さらに小さい分子になります。

あなたがランチで食べた食材の旅はまだ続きます。小腸の壁を通過した分子は毛細血管とリンパ管の中に入り込み、血液やリンパ液の流れに乗って全身の細胞へと運ばれていきます。そう、チキンステーキやごはんの細胞が行き着く先は、あなたの細胞の中。つまり、食事とは、「ヒトの細胞が食物の細胞を食べる」ということなのです。

さて、消化酵素によってごく小さな分子になった炭水化物、脂質、タンパク質をとり込んだ細胞の中では、何がおきているのでしょうか。

答えは「代謝」です。細胞の中には消化酵素とは異なる何種類もの酵素があり、炭水化物、脂質、タンパク質の分子がさまざまな物質に分解されます。そうしてできた物質は、また別の酵素の作用により、細胞の維持・修復、防御（免疫）などのために必要な炭水化物、脂質、タンパク質につくり替えられていきます。

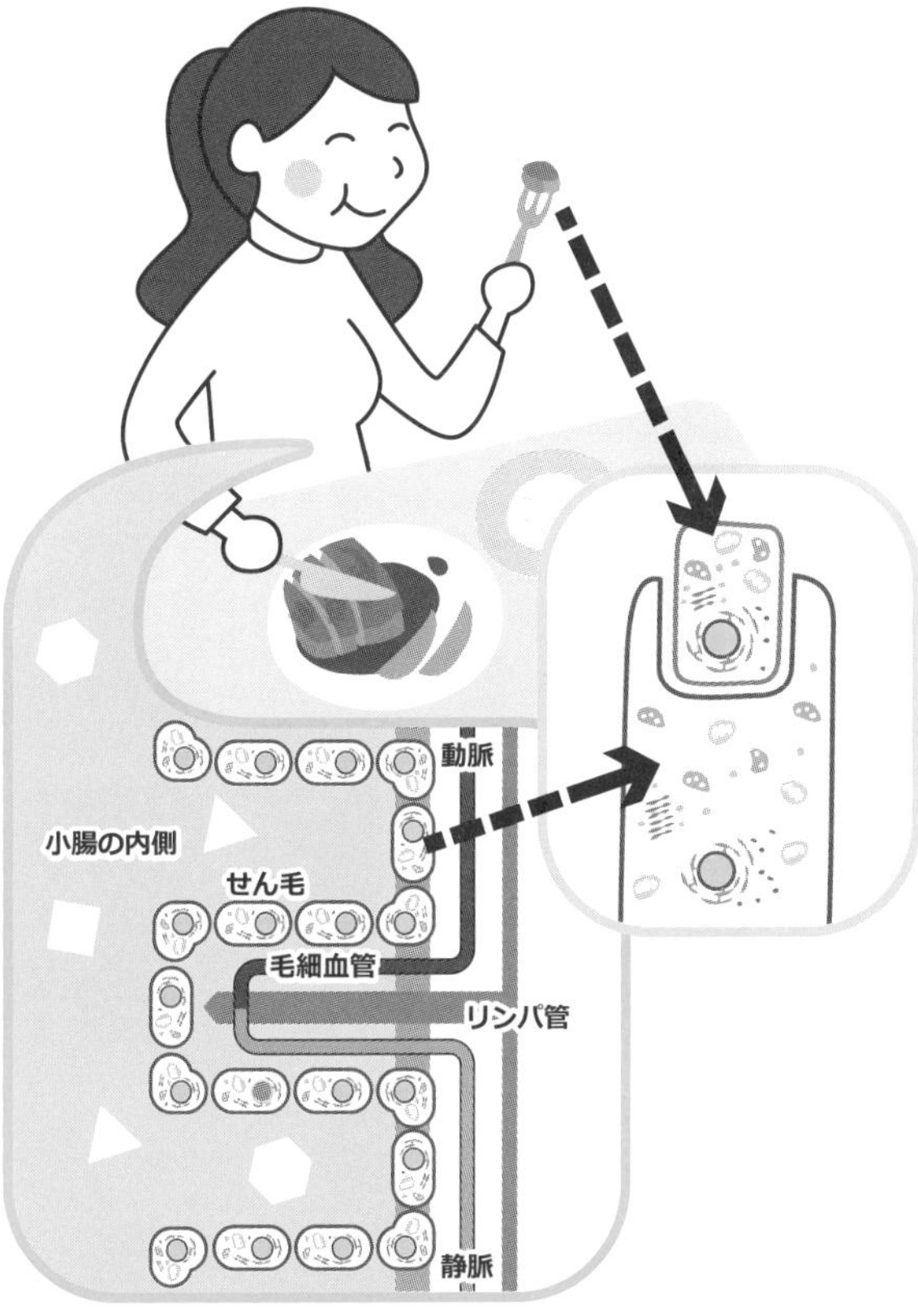

口に入れた食べ物はかむことで分解されて細かくなる。さらに胃袋で溶かされ、十二指腸、小腸へと進んで分解が進む。分子となった栄養素は小腸の壁を通過し、毛細血管やリンパ管を通して全身の細胞へと運ばれる

0-5 老化を進める酸化と糖化

必要な栄養素を過不足なくとる食生活の重要性とともに、アンチエイジングの分野で最近、特に注目されているのが酸化と糖化という言葉です。

酸化の要因は活性酸素、糖化の要因は糖質と結びつき変性したタンパク質であるAGEs(Advanced Glycation End products =糖化最終生成物)です。厄介なことに、体内でこの2つは互いに増やし合うように働き、老化を進めてしまうのです。

まずは酸化から説明しましょう。クギが古くなってさびついたり、リンゴを切って放置しておくと茶色く変色したりするのは、空気中の酸素によって酸化することが原因です。これが酸化で、私たちの体内でも同じことがおこっています。

その因子となるのが活性酸素です。ヒトが呼吸するたびに体内に入る酸素の0・1

～5パーセントが、遺伝子や細胞にダメージを与える活性酸素になります。
活性酸素は、体内に侵入した細菌やウイルスなどから体を守る働きがある一方で、酸化する力が非常に強く、増えすぎると正常な遺伝子や細胞にまでダメージを与えてしまいます。若いうちは体の中に備わっている活性酸素の除去能力（抗酸化力）が十分に働きますが、加齢とともにその能力は低下します。そうなると老化が進んでしまうばかりか、さまざまな疾病の原因にもなります。

糖化は、食事からとった余分な糖質が体のタンパク質と結合し、タンパク質の変性・劣化をもたらすもの。皆さんにとって身近な例は、トーストでしょう。白い食パンを焼くと、こんがり香ばしい香りのするトーストになりますが、熱を加えられることでパンに含まれている炭水化物（糖質）とタンパク質が結びつき、焦げ茶色になっているのです。このように、糖質と結びついて変性したタンパク質はＡＧＥｓと呼ばれ、糖化の要因とされます。

体内でＡＧＥｓが増えると、肌がくすんで弾力を失うなど見た目が老けてきて、血管は動脈硬化などのリスクが高まります。つまり、炭水化物（糖質）に偏った食生活など不適切な生活習慣を続けていると、糖質の過剰摂取により血糖値の上昇の繰り返しや慢性的な高血糖状態になり、老化や疾病の原因になるのです。

なるべく酸化や糖化を防ぐにこしたことはありません。そのためには日ごろから抗酸化力のある食物を多くとり、糖質を控えるといった食生活の改善が大切です。

抗酸化力の強い栄養素を含む食品

【ビタミンC】

緑黄色野菜（パプリカ、パセリ、ブロッコリー、ケール、モロヘイヤ、カボチャ、青菜類など）**、フルーツ**（レモン、キウイフルーツ、カキ、イチゴ、柑橘類など）

【ビタミンE】

植物油（ヒマワリ油、ヤシ油、ベニバナ油など）**、種実類**（ゴマ、アーモンドなど）

【ポリフェノール類】

緑茶、紅茶、ココア、コーヒー、プルーン、リンゴ、赤ワインなど

【ミネラル類】

海藻類（ワカメ、ノリ、コンブなど）**、魚介類**（サクラエビ、ウルメイワシなど）**、納豆など**

【カロテノイド】

緑黄色野菜（パプリカ、トマト、ホウレンソウ、トウモロコシなど）**、フルーツ**（マンゴー、パパイヤ、カキ、スイカ、柑橘類など）

0-6 遺伝子が多様な個性をつくる

さて、ここからは私たち一人ひとりが異なる存在であることに焦点を当て、アンチエイジングについて考えていきましょう。

このところよく耳にするようになった「ゲノム」という言葉。いまや、私たちの体のメカニズムを知り、健康な体づくりのためのアンチエイジングを考えるとき、ゲノムについて大まかな知識は欠かせません。ゲノム（Genom）は、遺伝子（gene）と染色体（chromosome）、もしくは遺伝子（gene）と総体（ome）を組み合わせた言葉で、ひとことで説明すると「生命の設計図」。一人ひとりが全く異なる個体差を司る存在でもあります。

遺伝子が連なったものがＤＮＡで、それは折りたたまれた状態で染色体という形になって、その染色体があるのは細胞の核という場所で……と、こんなふうに説明されても、混乱するばかりかもしれません。

ここはわかりやすくするため、昭和世代には懐かしいカセットテープにたとえてみましょう。


カセット全体が細胞の核という場所にある染色体だとすると、磁気テープがDNA、テープの中の音楽が遺伝子に当たります。ヒトの細胞の一つひとつには、46本のカセット（＝染色体）が入っています。

46本のカセット（＝染色体）に録音されている曲（＝遺伝子）の数は2万5000以上。人によって、曲の一部が少し違うメロディーになっていたり、ある曲は再生できなくなっていることもあり、それが個性を生み出しているというわけです。瞳や髪や肌の色、体格、体質など、あらゆる個性がこうした遺伝子で決まります。

たとえば、お酒が強いか弱いかという個性を決めるのは、アセトアルデヒド分解酵素遺伝子。アセトアルデヒドは、アルコールが分解されてできる物質で毒性があり、顔が赤くなったり、頭痛や吐き気といった酒酔いの症状を引き起こします。しかし、分解酵素遺伝子の働きがしっかりしている人は、アセトアルデヒドを無害な酢酸へとスピーディーに変えることができます。

遺伝子には書き込まれる情報の一部が少しだけ変わってしまう変異がおこり、働きが悪くなってしまうことがあります。遺伝子は一対になっていて、この遺伝子の両方とも正常でよく働いているといくら飲んでも平気。でも変異により片方の働きが鈍い場合は、ある程度飲めるもののすぐに顔が赤くなります。中にはアセトアルデヒド分解酵素遺伝子自体が欠損している人もいて、少しでもお酒を飲むと具合が悪くなり、どんなに訓練しても決してお酒に強くなることはありません。

こうした個性は大まかに人種でも異なり、日本人の場合はアセトアルデヒド分解酵素遺伝子の一対のうち片方がよく働かないか欠損している人が多いのですが、逆にヨーロッパ系やアフリカ系の人々にはそのような人はほとんどいません。彼らは全員、生まれつきお酒に強いのです。

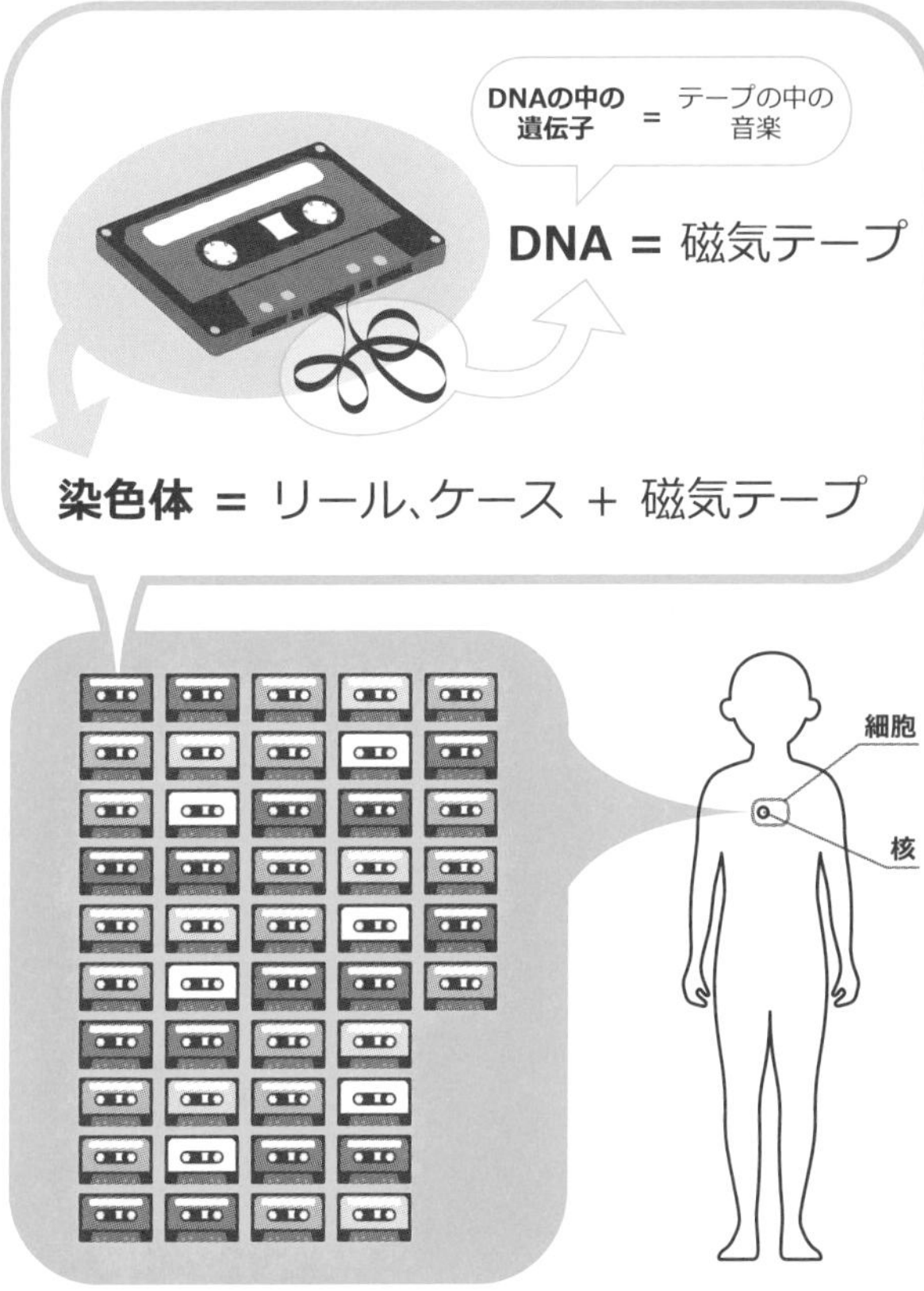

カセットケース、磁気テープを巻き取るリール、テープといったカセット全体を染色体にたとえると、テープがDNA、テープの中の音楽が遺伝子に相当する。ヒトの細胞の一つひとつにある核の中には46本の染色体が入っている

実は、太りやすい人と太りにくい人についても同様のことがいえます。

太りやすい人はエネルギーの無駄遣いをしない省エネ体質で、それを決めているのが、いわゆる肥満遺伝子といわれるものです。エネルギー代謝に関連する肥満遺伝子は現在までに50以上発見され、基本的に誰でも持っています。ところが、一部の肥満遺伝子にこのような変異がある人は太りやすくなるのです。

その仕組みについて簡単に説明しておきましょう。

肥満遺伝子の中のβ3ARに変異があると、中性脂肪が分解されにくいため基礎代謝量が低くなります。UCP1に変異がある人もやはり、エネルギーを燃やす褐色脂肪細胞の働きが悪いので基礎代謝量が低下します。しかし、β2ARという遺伝子に変異があると、これらとは反対に基礎代謝量が多くなるので太りにくい体質になるのです。

筋肉のつき方にもスポーツ遺伝子といわれる遺伝子がかかわっています。

筋肉には赤筋《せっきん》と白筋《はっきん》があり、赤筋は遅筋《ちきん》、あるいは持久筋と呼ばれ、体の表面からは見えにくい部分、つまり体の深部にあるインナーマッスルに多く存在します。
一方、白筋は速筋《そっきん》、あるいは瞬発筋とも呼ばれ、体の表面のアウターマッスルに多く存在。こちらは、鍛えると見た目がマッチョになるわかりやすい筋肉です。

遺伝子によって、赤筋が多い人と白筋が多い人、赤筋と白筋をバランスよく持つ人がいます。赤筋タイプは持久力を要するマラソンや長距離水泳に向いており、体に合ったトレーニングをすれば、見た目はほっそりしていてもインナーマッスルの強い体をつくることができます。片や、白筋タイプは陸上短距離などのパワー・スプリント系のスポーツ向きで、割れた腹筋をつくりやすいというメリットがあります。

0-7 自分の体を知る

自分の体にとって必要な栄養素のすべてを過不足なく摂取し、バランスよい食生活ができれば健康に過ごせるはずですが、これがなかなか難しい。

なぜなら、誰でも必要な栄養素の種類は同じでも、どれくらい摂取すればよいか、必要量は一人ひとり違うからです。その違いはどこからくるのか、太りやすい人と太りにくい人との違いから考えてみましょう。

まず、肥満遺伝子の有無があります。でも、それだけではありません。消化や吸収の能力、加えて栄養素を細胞に運ぶための血液循環や、血液同様に栄養素の運搬に重要な働きをしているリンパ循環の能力、さらに代謝の能力など、さまざまな体の能力が異なります。

これらの能力はまた遺伝子によっても大きな影響を受け、生まれつき一人ひとり違います。さらに、その後の生活習慣によって食べる量や筋肉のつき方などに違いが生じ、加齢によっても変化していきます。つまり、年齢とともに個人差は明確なものになっていくのです。

そこで注目したいのが細胞です。私たちの体には２００種類、約37兆個の細胞があります。かつては約60兆個といわれましたが研究が進み、各細胞のサイズを考えると約37兆個であることがわかりました。

これらの細胞に備わった能力は生まれ持った遺伝子によって異なりますが、食生活などの生活習慣によって後天的に変えることができます。

細胞の集合体である私たちの体は、持って生まれたものと、毎日の生活習慣の積み重ねによるもの。何をどれくらい食べたら健康でいられるのか、それを示す自分の体の栄養学的な特徴もまた、持って生まれたものと日々の食事や生活の習慣によって決まってくるのです。

では、そうした自分の体の特徴をつかむためには、どうしたらよいのでしょうか。

その指標となるのが、体重、体組成、血液検査のデータ、血圧などです。体重は太りすぎ・痩せすぎを判断する重要な指標。21ページで紹介したBMI（体格指数＝体重〈キログラム〉÷身長〈メートル〉÷身長〈メートル〉）の数値が18・5以上25未満であれば健康的な体重で、一般的には22くらいであれば最も病気になりにくいとされます。

体重の次に重要な指標が体組成です。

体組成とは、簡単にいうと「その人の体が何でできているか」ということ。ヒトの体は、脂肪、筋肉、骨、水分という4つの要素で成り立っています。これらのバランスが整っていると、健康で見た目にも均整のとれた体になります。逆に脂肪が多すぎれば肥満。たとえ見た目が痩せていても、脂肪が多く筋肉が少なければ隠れ肥満（21ページ参照）と判断できます。

また、骨の量が少ないと、閉経後に骨がもろくなる骨粗しょう症のリスクが高くなります。

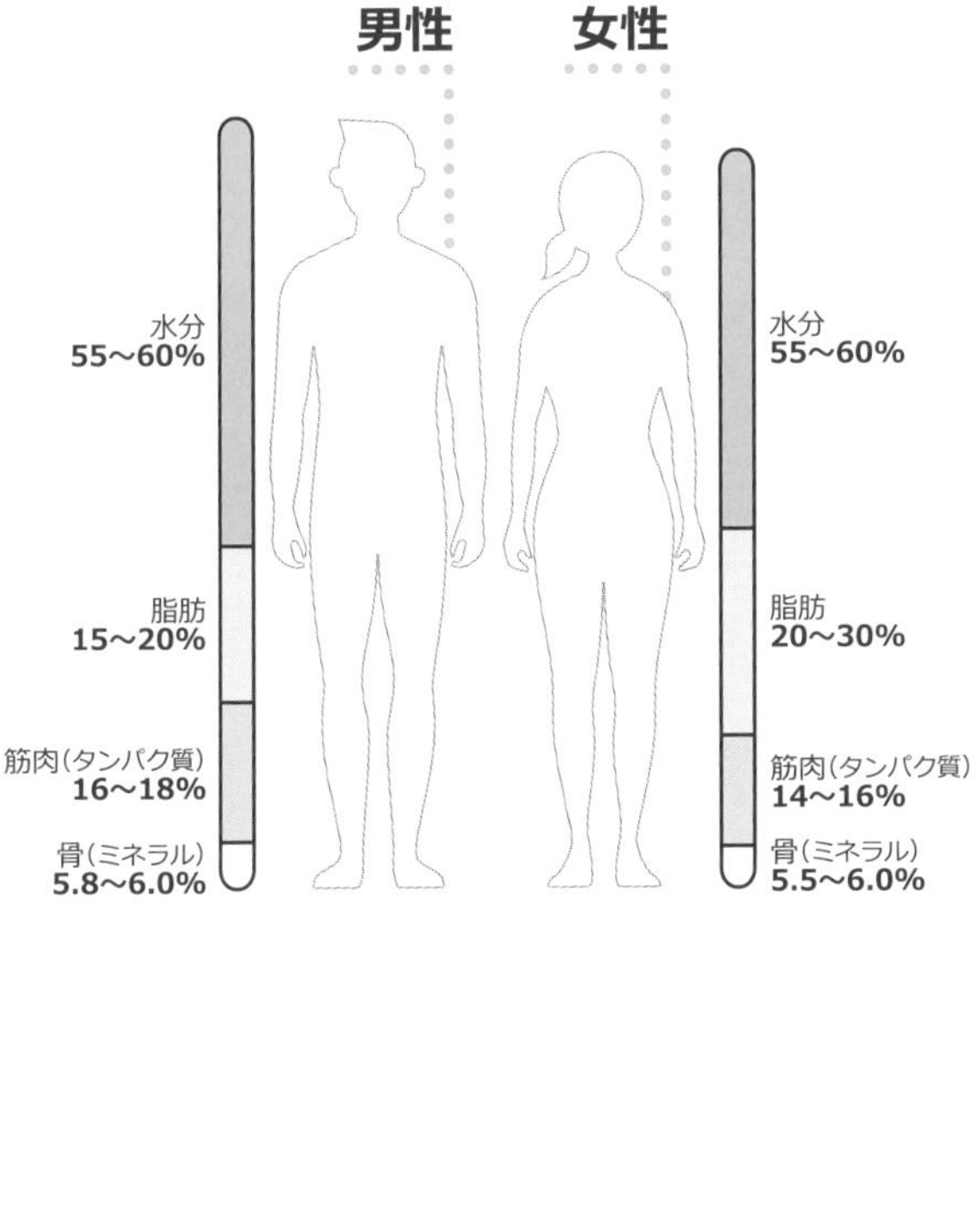

一般的な男性と女性の体組成を表したもの。体組成計を利用すれば、体重計や体脂肪計だけではわからない筋肉量や基礎代謝量の減少、内臓脂肪量の増加など体の変化に気づくことができる

血液検査データでは、主に貧血、肝臓や腎臓の異常、高脂血症や糖尿病などの病気の有無がわかります。病気でなくても、中性脂肪やコレステロールといった脂質の数値が高い場合、まず考えられるのは食生活で炭水化物や脂肪をとりすぎていることです。

また、血液中のブドウ糖がエネルギー源として適切に利用されているかを示す血糖値の値が高ければ、炭水化物のとりすぎによる糖尿病が疑われます。血液中の脂質の値や血糖値の高い状態が続くと、血管が傷つけられ、脂質などが沈着して血管の壁が厚くなり、老化(動脈硬化)が進みます。

血圧は肥満や塩分のとりすぎを表す指標にもなり、高血圧が長く続くと、やはり血管の老化が進みます。

血液検査でわかった数値の異常が生活習慣によるものなのか、あるいは遺伝的な体質のせいなのか原因を見極め、それに応じて食生活をはじめとする生活習慣を改善し、あるいは治療といった対策を講じる必要があります。

現在の体重や体組成、血液検査データなどの値は、遺伝子や代謝などすべてを含めた、いわばあなたの「今日までの人生の結果」。これらの指標を見れば、体のバランスを保つためには、いま何を食べ、何を減らせばよいのかがはっきりわかります。

ですから、体重と体組成を日々チェックし、定期的な健康診断で血圧や血液検査データを把握して、それらの数値を正常に保つように食事をすることは、美と健康の基本なのです。

理論編

アンチエイジングの
基礎知識

1限目　食と栄養……048
2限目　美と健康の黄金バランス……070
3限目　寿命を決める生活習慣病……082
4限目　睡眠と休養……096
5限目　知っておきたい感染症と免疫力……110

理論編では、アンチエイジングについて必要な知識を体系立てて解説していきます。

食と栄養について、また、それが代謝のメカニズムによってどのように私たちの体をつくっていくのかを知り、アンチエイジングの視点から休養と睡眠の重要性についても理解します。

さらに、それらのバランスが崩れたことによって引き起こされる生活習慣病や免疫力の低下についての知識も蓄えます。

そうして得たアンチエイジングについての体系的な知恵は、生活習慣病や感染症などを正しく恐れ、対処できる武器にもなります。

1限目　食と栄養

ヒトが体内で合成できないために、必ず食物からとらなければならない栄養素があります。それらは、どのように体にとり込まれていくのでしょうか。その仕組みを知るとともに、糖質や塩分の摂取について、日々の食事に欠かせない食材の最新情報も紹介します。

1-1 必ずとりたい栄養素

日本人のタンパク質摂取量は1985年ごろをピークに減少し、最近は必要な量をとれていない人が増えているというデータがあります。

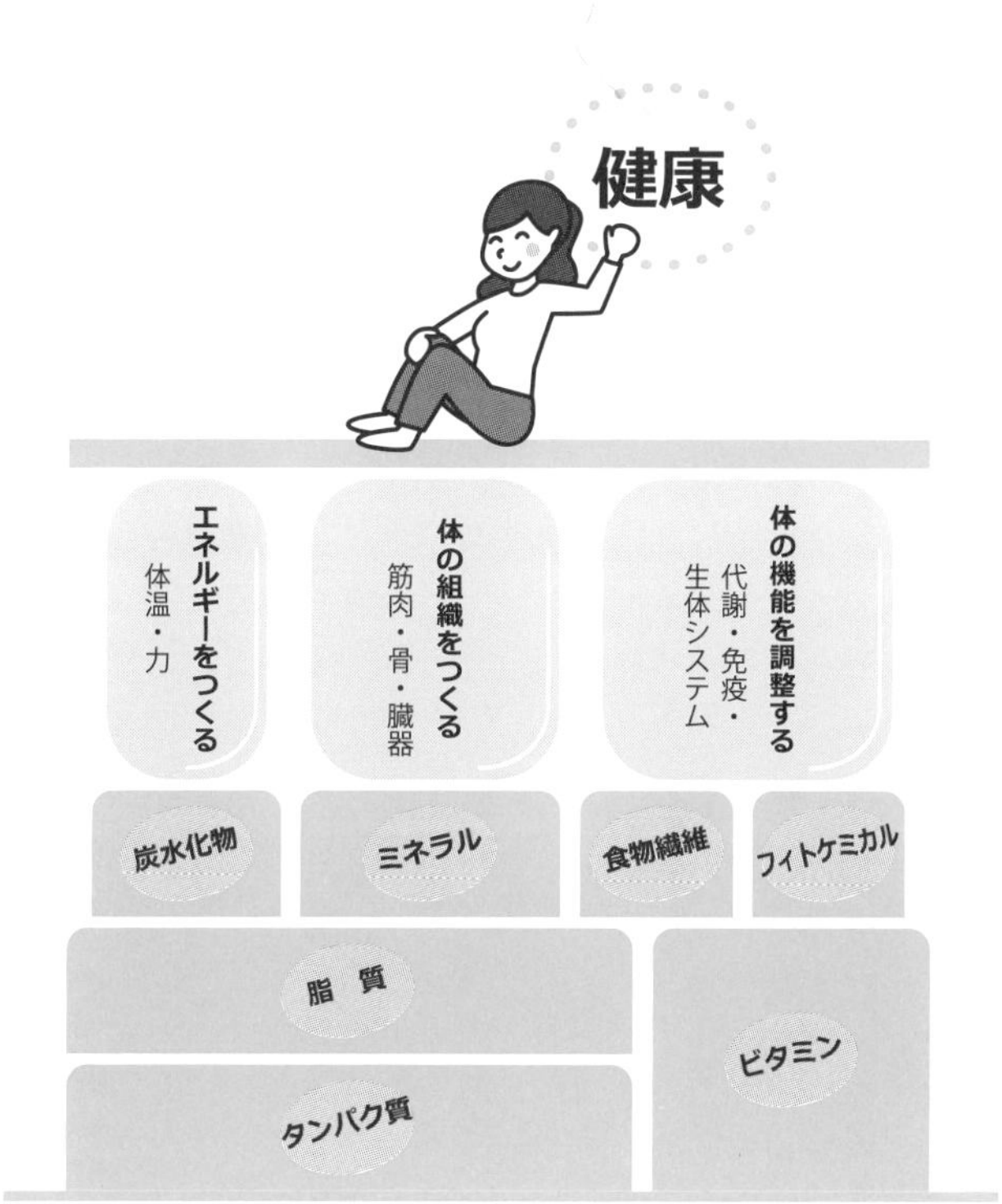

健康のためには、エネルギーをつくる栄養素、体の組織をつくる栄養素をはじめ、体の機能を調整する栄養素をさまざまな食材からバランスよくとる必要がある

厚生労働省が提示する「日本人の食事摂取基準」によれば、18歳以上の1日のタンパク質摂取推奨量は男性60グラム、女性50グラムで、現状ではそれを満たしていません。このような現象はタンパク質だけではなく、多くの人が、ビタミンやミネラル、食物繊維でも摂取推奨量に達していません。

食の豊かさでは世界のトップレベルにあり、飽食ともいわれる日本が、なぜこんなことになっているのでしょうか。その理由の一つは、食べたものがどのように体にとり込まれ、自分の体をつくっているのかを知らない人が多いからだと、私は考えています。

私たちは健康な体を維持し活動するために、必要な栄養を食事でとっています。特に体内で合成できない栄養素は必ず食べ物から摂取しなければなりません。

その代表格が、必須アミノ酸です。アミノ酸はタンパク質を構成する有機化合物で、20種類あり、1つでも欠けるとタンパク質を合成することができません。そのうち9種類は体内で合成できず食べ物からとる必要があるため、必須アミノ酸と呼ばれています。

必須アミノ酸は、鶏肉や赤身の牛肉や豚肉、魚介類、卵、乳製品、大豆製品に含まれています。これらをバランスよく食べることが大切で、毎日牛肉ばかりといった偏った食べ方はおすすめできません。

健康的なイメージがある菜食主義も、大豆製品だけで必須アミノ酸をすべてとることはできないので、健康、アンチエイジングの観点からいうと間違った食事法といえるでしょう。

脂質にも、体内で合成できない必須脂肪酸があります。

食事でとる脂質は主に動物由来の飽和脂肪酸と、植物や魚由来の不飽和脂肪酸に分けられます。このうち、健康によいとされるのが不飽和脂肪酸です。必須脂肪酸は、その中のオメガ3脂肪酸に分類されるα-リノレン酸、オメガ6脂肪酸に分類されるリノール酸とアラキドン酸です。α-リノレン酸は亜麻仁油、エゴマ油などに、リノール酸は大豆油、コーン油、ベニバナ油、ゴマ油などに含まれています。アラキドン酸は動物性脂肪に含まれており、体内でリノール酸から合成できますが、量が少ないためやはり食品からとる必要があります。

ビタミンも、体内で合成できるものとできないものがあります。

ビタミンDは皮膚でコレステロールを原料につくられ、ビタミンKやビタミンB群のビタミンB12、ビオチンなどは腸内細菌によって腸内でつくられます。しかし、それだけでは不十分。やはり、食べ物からしっかりとりましょう。

種類	
オメガ3脂肪酸	**α-リノレン酸**
	亜麻仁油、エゴマ油、シソ油、グリーンナッツ油 など
	エイコサペンタエン酸(EPA)、ドコサヘキサエン酸(DHA)
	魚油
オメガ6脂肪酸	**リノール酸**
	大豆油、コーン油、ベニバナ油、ゴマ油、ヒマワリ油 など
	アラキドン酸
	動物性脂肪に、飽和脂肪酸とは別に含まれる
オメガ9脂肪酸	**オレイン酸**
	オリーブ油、キャノーラ油 など

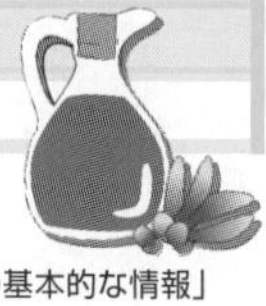

【不飽和脂肪酸の分類】
参考資料:農林水産省ホームページ「脂質やトランス脂肪酸の基本的な情報」

特に体内で合成できないビタミンAや、ビオチン以外のビタミンB群、ビタミンC、ビタミンEなどは、日ごろから意識して十分な量を摂取するようにしてください。ビタミンAはレバーや牛乳などに、ビタミンB群は肉や魚など動物性食品に、ビタミンCは野菜や果物に、ビタミンEは小麦胚芽や綿実油、穀類などに多く含まれています。

ビタミンB群やビタミンCは水溶性ビタミンで、体内に長くとどまることができません。さらに、過剰な分は体外に出てしまいますから、毎日、これらを含む食品をバランスよく食べることが大切です。また、ビタミンCは強い抗酸化作用があることも知られていますが、日本人は不足しがちな傾向があるといわれています。サプリメントで補うのもよいでしょう。

臓器や組織のさまざまな反応を円滑に働かせるのに必要なミネラルも、体内で合成できません。厚生労働省の『日本人の食事摂取基準（2020年版）』では、ナトリウム、カリウム、カルシウム、マグネシウム、リンを多量ミネラル、鉄、亜鉛、銅、マンガン、ヨウ素、セレン、クロム、モリブデンを微量ミネラルとして摂取基準を設定しています。

ここで一つ、注意を。現代人は「塩中毒」であるとの指摘があります。

厚生労働省による「国民健康・栄養調査」(2018年)によると、日本人の塩の摂取量は1日約10グラム。過去10年単位で見れば減少傾向にありますが、それでもまだ多く、『日本人の食事摂取基準(2020年版)』では男性7・5グラム未満、女性6・5グラム未満を目標値にしています。塩分をとりすぎると胃がんのリスクが高まるだけでなく、高血圧にもなりやすく、脳や心臓の血管疾患、慢性腎臓病を招くことはよく知られています。

ちなみに、アフリカに住むマサイ族の塩摂取量は1日約2グラム。世界保健機関(WHO)は男女とも5グラム未満を目標値の目安にしています。

体内で合成できるビタミン

【ビタミンD】

脂溶性ビタミンの一種。皮膚でコレステロールを原料につくられる。日光浴によって合成が促進される

【ビタミンK】

脂溶性ビタミンの一種。腸内細菌により腸内でつくられる

【ビタミンB12】

水溶性ビタミンの一種。腸内細菌により腸内でつくられる

【ビオチン】

水溶性ビタミンの一種。腸内細菌により腸内でつくられる

体内で合成できないビタミン

【ビタミンA】

脂溶性ビタミンの一種。レバーや牛乳に多く含まれる

【ビオチン以外のビタミンB群】

水溶性ビタミンの一種。肉や魚に多く含まれる

【ビタミンC】

水溶性ビタミンの一種。緑黄色野菜やフルーツ、ジャガイモに多く含まれるが、熱と光に弱い

【ビタミンE】

脂溶性ビタミンの一種。小麦胚芽や綿実油、穀類に多く含まれる

塩分過多の食事を続けていると、麻薬中毒者のように塩をとらずにはいられなくなるという、アメリカ・デューク大学のウォルフガング・リートケ教授らによる研究結果があります。塩辛い食事に慣れてしまうと、中毒のようにどんどん強い刺激（濃い塩味）を求めてしまうのでしょう。

体が必要とする塩の量と、濃い味に慣れた脳や味覚が欲する量は違うということを覚えておきましょう。

1-2 健康を左右する代謝のメカニズム

食事からさまざまな栄養素をとった私たちの体の中では、28ページでもふれたように代謝がなされています。代謝というと、「代謝が落ちて太りやすくなる」など、基礎代謝に代表されるエネルギー消費を指すことが多いですが、それは細胞内で行われている代謝の一部にすぎません。

私たちは、毎日の食事によってさまざまな栄養素を細胞にとり込みます。細胞の中ではとり込んだ栄養素をさらに分解して、体の維持に必要な物質の合成と、不要になった物質の分解を繰り返し、常に体の細胞を維持・更新するのです。こうした物質の合成反応を同化、分解反応を異化といい、体内におけるこれらの一連の反応が代謝です。

代謝には、物質の合成や分解など物質を中心になされる物質代謝と、エネルギーの生成や消費といったエネルギー代謝があり、密接にかかわり合っています。

重要な役割をしているのが呼吸で、代謝に必要な酸素をとり入れ、代謝によって発生した二酸化炭素を放出しています。私たちが意識せずにしている呼吸は肺における酸素と二酸化炭素の交換であり、外呼吸と呼ばれます。それによって、細胞内の呼吸である内呼吸を維持しています。

代謝は細胞の中で行われている化学反応であり、生命の維持に欠かせない活動です。ですから、細胞は巨大な化学反応の工場にたとえられ、複雑な代謝の仕組みを表した図はA0サイズ（841ミリメートル×1189ミリメートル）の紙にようやく収まるくらい入り組んでいます。

代謝の難しい仕組みはともかく、炭水化物（糖）や脂質、タンパク質といったエネルギー産生栄養素に加え、ビタミンやミネラルなど、細胞に必要なものが日々、過不足なく届けられていると、細胞は生き生きして見た目も若いのです。

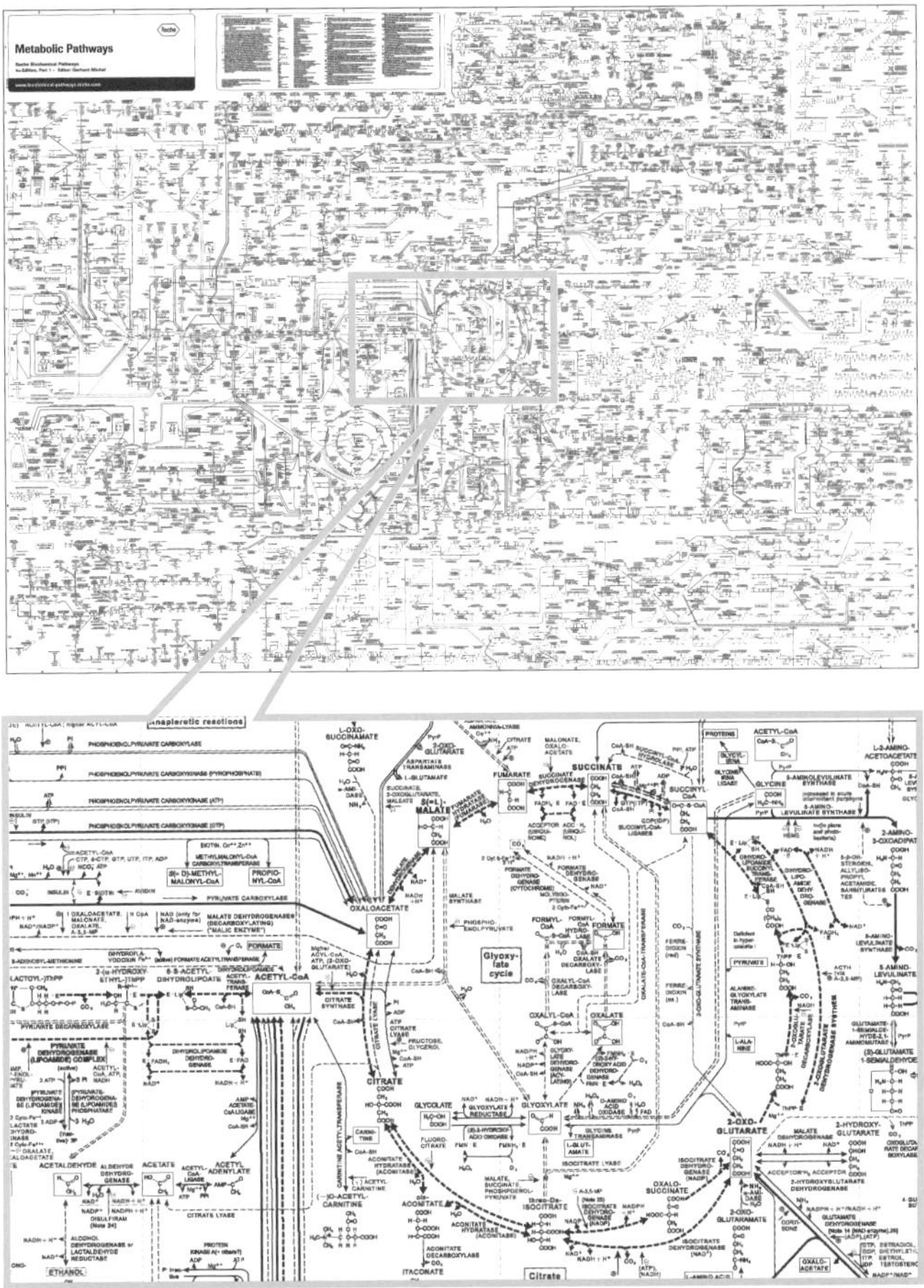

細胞中の代謝の経路図。とり込んだ栄養素が必要な物質につくり変えられる過程を示している。下図は中心の囲みを拡大したものでTCAサイクルと呼ばれる体内でエネルギーをつくり出す中心的な役割を果たす場所
（Metabolic Pathways, Roche Biochemical Pathways, 4th Edition, Part1-Editor: Gerhard Michal）

1-3 正しく知りたい糖質のこと

スイーツをはじめ、白米やパンなどに多く含まれる炭水化物である糖質。ダイエットでは真っ先に制限され、まるで女性の天敵扱いですが、運動などの活動だけではなく、体内で代謝など細胞の活動を支えるエネルギー源として重要な栄養素です。

糖質は砂糖のように甘いものだけではありません。白米やイモ類に含まれるデンプンも糖質の仲間です。

糖と食物繊維を合わせたものが炭水化物です。炭水化物はブドウ糖や果糖のような小さな分子から、それらの分子同士が結合した麦芽糖やショ糖などがあり、さらに大きな分子として、動物ではブドウ糖が3万個結合したグリコーゲン、植物ではブドウ糖250～5000個が直線に並んだアミロース、さらにアミロース同士が結合して1万～10万個ものブドウ糖を含むアミロペクチンがあります。

ヒトの腸管はブドウ糖のような小さな分子しか吸収することができません。たとえばアミロペクチンといった大きなものを摂取すると、体内で酵素の働きによってブドウ糖にまで分解されてから吸収されます。こうした穏やかな分解により、細胞に糖をとり込む働きのあるインスリンが膵臓から適正に分泌され、血液中のブドウ糖の量（血糖値）は適正にコントロールされます。

ところが、いきなりブドウ糖など小さな分子を摂取すれば、腸管からすぐに吸収されて血糖値は急激に上昇します。それに応じてインスリンが大量に分泌され、一挙に糖を処理するために低血糖を引き起こします。

そうなると急激な反応としては、空腹を感じたり情緒不安定になったりすることがあります。また、このような状態が頻繁におこるとインスリンの大量分泌により膵臓が疲弊し、やがてインスリンをつくるのをやめてしまいます。

これが、糖尿病です。

血糖値を上げる食べ物の代表選手は、真っ白に精製された砂糖です。

皆さんも、甘いものを食べて急に体がほてったり、気分が高揚したという経験がありませんか？　その理由は、スイーツによく使われる精製された砂糖の分子は小さいのですぐに腸管から吸収され、エネルギーになるからです。

そのため砂糖の入った食べ物をとりすぎると、30分から1時間で今度は血糖値が砂糖を摂取する前より下がり、また甘いものが欲しくなるのです。

ところがここにきて、女性の天敵扱いされてきた糖質にとても有益な役割があることがわかってきました。それを紹介したのが、２０１９年から20年にかけてＮＨＫで放映された「食の起源」という番組の第1集「ご飯」です。

番組では、白米の主成分である糖質の役割を石器時代にまでさかのぼって紹介。およそ２００万年前に人類が火を使って木の実の調理を始めたことにより、多くの糖質が体内にとり込まれてエネルギーとなり、それが人間の脳を巨大化させ、知性を向上させたといいます。これを「第一の食革命」として、さらに1万年前、日本人の祖先が米を主食に選んだことで、糖質、タンパク質、食物繊維などの栄養素を効率的に摂取できるようになったことを「第二の食革命」としています。

特に興味深かったのは、アメリカのシモンズ大学が13万人の食生活と健康状態を20年以上追跡調査した報告です。普段の食生活で糖質の摂取量が標準的な人（総カロリーの60パーセント）と特に少ない人（総カロリーの35パーセント）とを比べると、後者の死亡率が前者に比べて1・3倍以上に高まったというのです。

番組では、「糖質こそが人間の活動で最も重要なエネルギー源であり、それを制限することは、深刻な病気リスクの高まりを意味する」とまとめています。

米は、ブドウ糖が250〜5000個も1列に並んだアミロースと、1列ではなくさらに複雑な構造をしているアミロペクチンが約2対8で構成されているので、食べてから腸管で吸収されるまでに時間がかかり、インスリンの分泌も比較的ゆっくりになります。

　また、日本のお正月につきもののモチの原料であるモチ米は、すべてアミロペクチンからつくられています。これがモチ特有の粘り気を出し、単糖に分解され吸収されるまでにさらに時間がかかります。昔から、腹持ちさせるにはモチは最適だといわれるのはこのためです。

　正しく理解すれば、天敵どころかよき友となる糖質。目の敵にして遠ざけてしまうのは考えものです。

　ＮＨＫの同番組では、欧米人よりも日本人のほうが糖質を分解するアミラーゼをつくる遺伝子を多く持っていること、さらに日本人の腸には糖質を上手に利用する腸内細菌が存在していることも紹介していました。

　つまり、日本人は効率よく米に含まれる糖質を利用できるように進化していて、逆に考えれば、欧米人以上に糖質制限ダイエットが死亡率を上げてしまうリスクがあることを示唆しています。

ですが、やはり食事には栄養素のバランスが大切です。昼食が炭水化物に偏っていたら、夕食でタンパク質を多く含む肉や魚、それに加えてビタミン豊富な野菜をたっぷりとるなど、1日の食事の中で収支バランスを合わせるとよいでしょう。

25ページで紹介した「食事バランスガイド」はそのための指標になりますから、食事のたびに思い出してください。まずは「体に必要な栄養素をとる」という意識を持つことが大切です。

1-4 痩せて見える肥満に注意

健康的に痩せようと思うときに多くの人が参考にするBMIという数値〈体格指数＝体重〈キログラム〉÷身長〈メートル〉÷身長〈メートル〉〉。性別や年齢によって目安となる標準値が示されており、一般的に25以上が肥満とされていますが、実は、BMIは標準値なのにもかかわらず体脂肪が多い、という人たちがいます。

体脂肪とは体の中の脂肪分のことで、体脂肪計などを用いて計測します。体重に占める体脂肪の割合を「体脂肪率」といいます。健康的とされる体脂肪率の目安は、一般的に男性は10～19パーセント、女性は20～29パーセント。BMIが標準値の範囲でも、体脂肪率が高い場合は肥満と判断されます。

体の中の脂肪は、内臓脂肪と皮下脂肪に大きく分けられ、内臓の周囲につく内臓脂肪が蓄積するのは腸間膜という腸を固定する膜です。そのため、内臓脂肪の多い内臓脂肪型肥満の人は、おなかがポッコリ出た太鼓腹やリンゴ型といわれる体型になりがちです。一方、皮下脂肪は皮下（皮膚の下）に脂肪がつくため、皮下脂肪型肥満の人は全体的にふっくらとした洋ナシ型の体型になります。

ところが、見た目は痩せているのに内臓脂肪の量が多い人がいるのです。これがいわゆる隠れ肥満（21ページ参照）。体重やBMIは標準以内でも、体脂肪が標準値をこえる状態です。筋肉が少なく、生活習慣を聞くと、食べる量が少ないけれど甘いものが好き、偏食で運動不足といった共通点が見つかります。

脂肪が多くて筋肉が少ないと基礎代謝の少ない省エネ体質になり、運動不足も相まって脂肪が減りにくくなります。人類は食べ物として摂取した糖質（炭水化物）や脂質で消費しきれなかった分を飢餓に備えて体が備蓄するシステムを備えてきました。食べる量が少なく運動不足だと、脂肪が減りにくいのです。

では、内臓脂肪を減らすにはどうしたらよいのでしょう。

皮下脂肪に比べて内臓脂肪は落ちやすいので、食事と運動の習慣を見直せば隠れ肥満は改善できます。食事はタンパク質を中心に、脂質、炭水化物、それにビタミンやミネラルなど、栄養バランスのよいものを心がけ、高脂肪のものや精製された白い砂糖を使うような甘いものを控えましょう。

運動は、ウオーキングやジョギング、エアロビクス、水泳、サイクリングなどの有酸素運動が効果的です。無理のない有酸素運動によりエネルギーを消費し、さらに筋力トレーニングで筋肉を増やせば、エネルギー代謝の活発な体につくり替えることができます。

本書「実践編」では、「続けられる運動習慣」として有酸素運動を紹介しています（189ページ）。ぜひ参考にしてください。

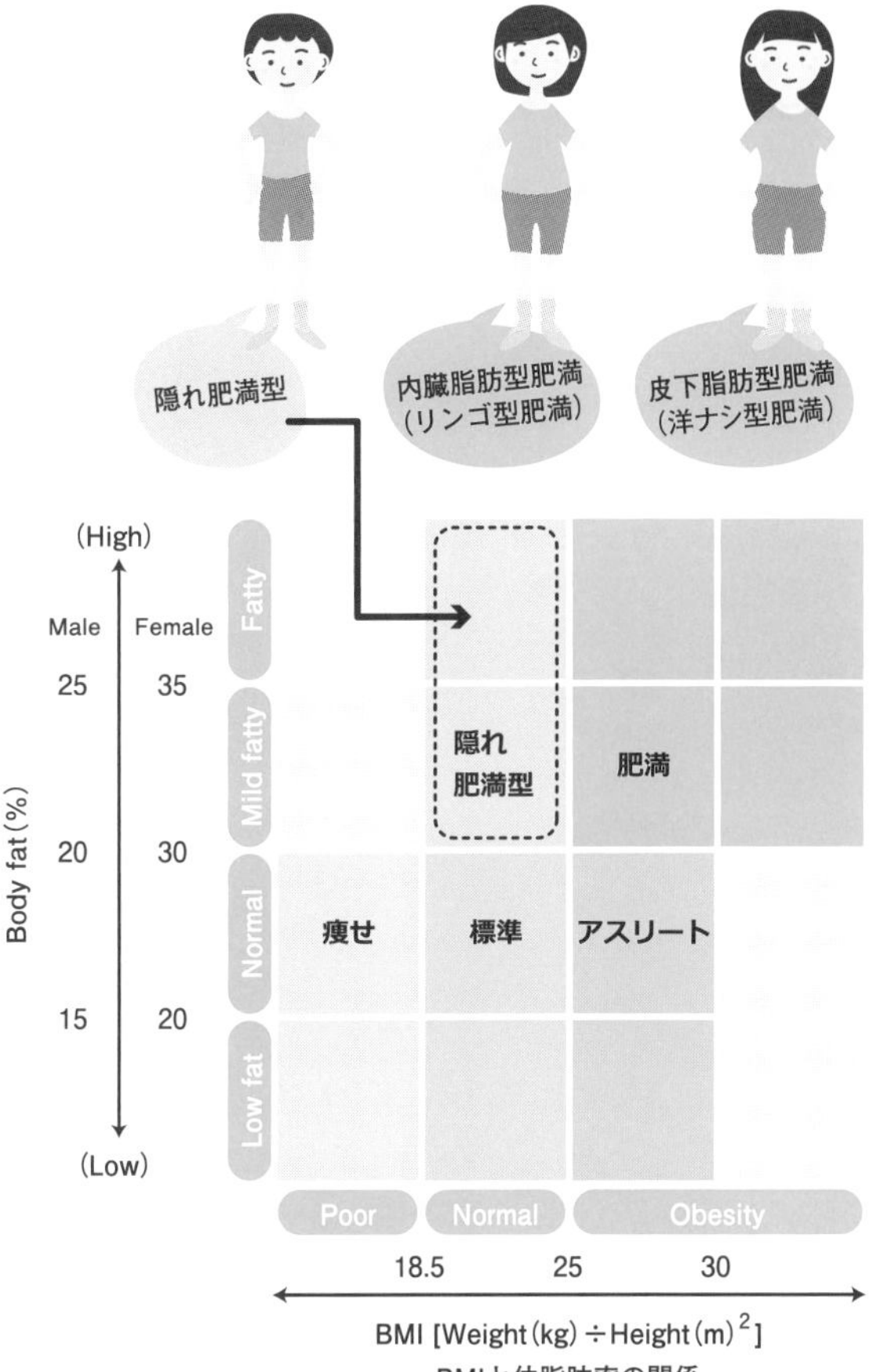

BMIと体脂肪率の関係

見た目は痩せていても内臓脂肪が多い「隠れ肥満」にも注意が必要だ。
参考資料：西﨑泰弘、石井直明：第２回国際人間ドック会議（2009年）発表資料より

2限目　美と健康の黄金バランス

太りやすいのも老け顔になってしまうのも、遺伝だから仕方がない？いいえ、そんなことはありません。なぜ同じ年齢なのに若く見える人がいるのか、その秘密を知ると、もう「悪いのは何もかも遺伝子のせいだ！」なんて言えなくなりますよ。

2-1　あなたの体はフルオーダー

皆さんがよく利用する市販薬の代表格である胃薬。遺伝的に消化液が出すぎる人用と、逆に出にくい人用の２種類があることをご存じですか？

食べ物の消化は、食事の内容や時間帯、食事の時間がゆっくりとれるか慌ただしいかなど、人それぞれの環境によっても働き具合が異なります。

遺伝的な要素と、環境的な要素。一人として同じ人間がいないことを考えれば、胃薬ばかりか、アンチエイジングに効く食べ物や必要なサプリメントも、友達に効果があったからといって、あなたも同じ効果を得られるとは限りません。

その例として私が注目してきたのは、第2次大戦で捕虜としてシベリアに抑留された日本人たちです。旧ソ連により約57万5000人が強制抑留され、そのうちほぼ1割に当たる約5万5000人が亡くなったとされています（厚生労働省の資料による）。一方、極寒の地でわずかな食べ物しか与えられない過酷な環境の中でも生き延び、これまでに帰還した人たちは約47万3000人。正確な数字はわからないものの、帰還者の中では90歳以上になる長生きの人たちがいて、当時の苦労が伝えられているのは、そうした人たちのおかげです。

では、なぜ彼らは生き延びることができたのでしょうか？

私は、彼らは食べたものを尿や汗によって無駄に外へ出さずに、うまく循環させながら効率よく体にとり込んで、限られた栄養素を大事に使うことができたのだと推測しています。それが遺伝子による体質の違いであり、彼らには栄養素を効率よく使える遺伝子がきっとあるはずです。

体質は、大まかに人種によっても特徴づけられます。欧米人と日本人の体温を比べると、日本人のほうが平均して0・5℃から1℃ほど低いのです。

私はかつてアメリカのロッシュ分子生物学研究所に留学していたときに、真夏のコロラド川に入ったことがあります。アメリカ人たちは平気で泳いでいましたが、夏といっても私にはものすごく冷たくて1分と耐えられませんでした。彼らは私たち日本人とは体感温度も違いますし、代謝の能力が高いから、暑さに弱いけれど寒さには強い。こうした遺伝的な違いはいかんともし難いものです。

2-2 同じ年なのにあの人はなぜ若いのか

では、遺伝的に近ければ、ほぼ同じような一生をたどるのかというと、そんなに単純なものではありません。

デンマークで70歳以上の一卵性双生児387組を追跡調査した有名な研究データがあります。南デンマーク大学のカーレ・クリステンセン教授が研究の一環として2001年に実施したもので、調査ではまず、被験者の顔写真を撮影。第三者（女性看護師、高齢者女性、男性教育実習生）が、実際の年齢は知らされずに見た目で年齢を推定しました。

それから7年間の追跡調査を経ると、対象者37パーセントが死亡。その多くは、最初の顔写真撮影時に実際の年齢より見た目が老けた人だったといいます。さらに、見た目年齢の差が大きい双子ほど老けて見えた人のほうが早死にする傾向にあり、逆に若く見えた人のほうがより長生きしたのです。この調査からは、見た目年齢が若いほうが統計学的に長生きしたことがわかりました。

この事実は、何を物語っているのでしょう。

体全体の老化に関係すると指摘されている血管の状態を考えてみましょう。血管が若くしなやかであれば、血液の流れもスムーズ。体内だけではなく、見た目の若さを左右する肌や髪といった部分にも栄養が行き届きます。

皮膚の新陳代謝が活発だと皮脂の分泌も盛んになり保湿機能が保たれますが、代謝力が弱まると、皮膚の細胞が古いものから新しいものへと入れ替わるターンオーバーの期間が長くなり、表面の角質層が厚くなり、肌のハリやツヤがなくなるのです。

細胞一つひとつの機能が低下すれば、細胞が入れ替わる新陳代謝が遅くなり各臓器の機能も衰えます。これが、老化です。多くの人は見た目の変化に現れて初めて意識し始めるものですが、医学的には20歳ごろから始まるとされています。

2-3 環境が遺伝子の働き方を変える

見た目の若さを左右するのは細胞の若さであり、細胞を若々しく保つために大切なのは、必要な栄養素をバランスよくとることです。それに加えて、遺伝子を正常に働かせ健やかな細胞を保つために知っておきたいことがあります。気温など環境的な因子が遺伝子の働き方を変えることがあるからです。

ヒートショックタンパク質（ＨＳＰ）を例に説明しましょう。

熱中症などで体温が上がると、卵をゆでると固くなるタンパク質変性と同様の変化が体内でおこります。

タンパク質が変性をおこすと、体に害を及ぼします。夏はしばしば熱中症が重症化したニュースなどを耳にしますが、これは、変性したタンパク質が身体にさまざまな悪影響を及ぼすためと考えられています。

そのようなときに変性したタンパク質を修復するのがＨＳＰです。普段、ＨＳＰの遺伝子はＨＳＰをわずかに生成しているのですが、熱などのシグナルにより働きが活発化。ＨＳＰをたくさんつくるようになり、総がかりで変性したタンパク質を修復します。ただし、あまりに変性が強く、「もう修復するのは不可能」となると、ＨＳＰは分解酵素に働きかけ、変性したタンパク質を分解してもらいます。

ＨＳＰは、少し熱めの風呂に浸かったり、温湿布を当てて肌を温めるといった熱の刺激により増えることが知られています。

とはいえ、ＨＳＰも降参してしまいそうな連日の猛暑が続く最近の日本。ますます熱中症のリスクが高まっていますから、重症化しないよう注意しましょう。

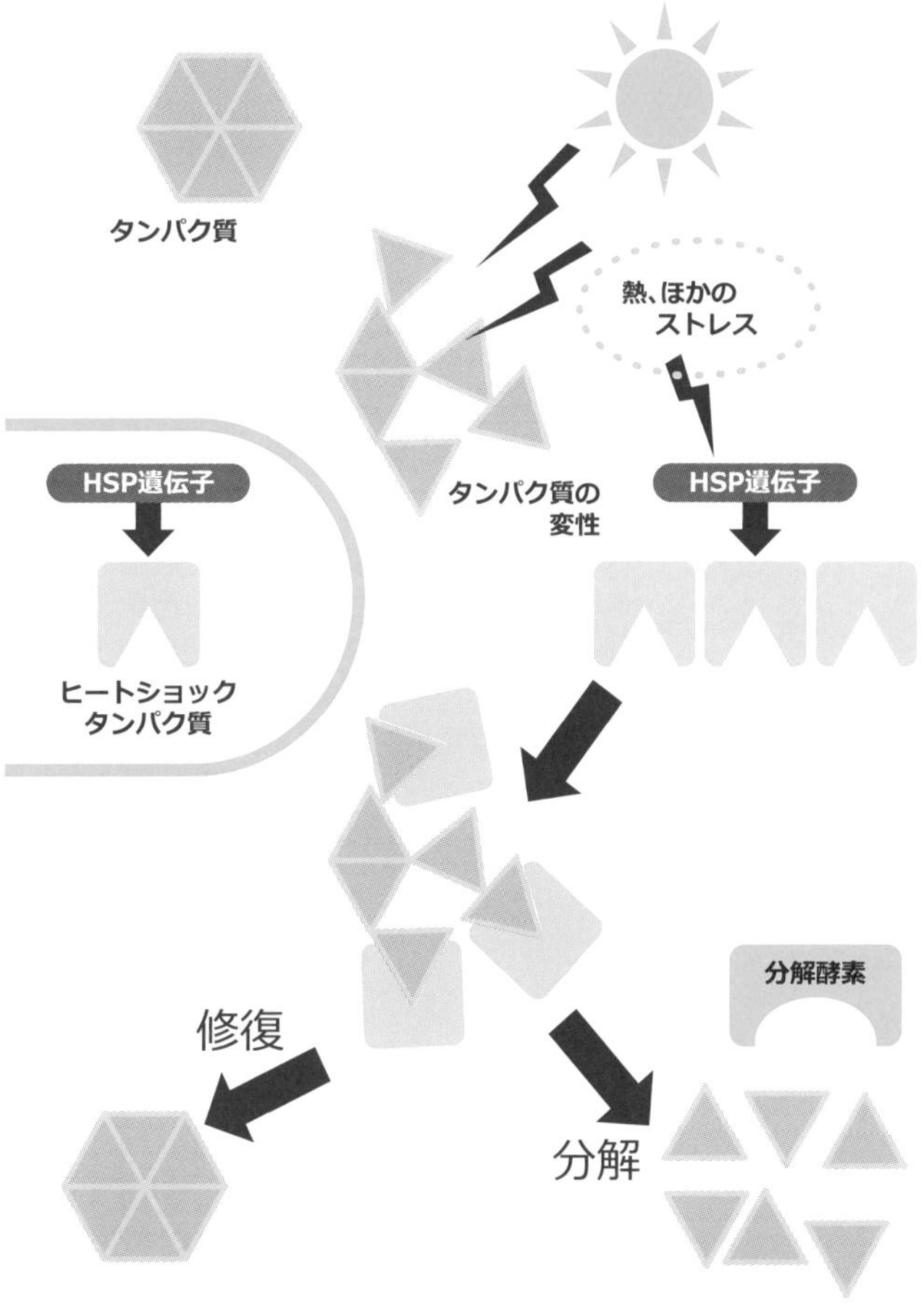

日焼けや高温により細胞が傷つけられるとＨＳＰの遺伝子の働きが活発化し、ＨＳＰを増やすことで傷を修復する。修復しきれないほど傷んだ細胞は分解される

2-4 年代により異なる黄金バランス

２００９年、東京の郊外にあるニュータウンで55歳から65歳の住民に協力を得て、3カ月間にわたり健康調査を実施しました。これは当時、私がセンター長を務めていた東海大学大学院医科学研究科ライフケアセンターが実施した「地域コアによるユビキタス・エイジングコントロール（ＵＡＣ）支援システム（平成20年度２次補正総務省委託事業のＩＣＴ地域活性化〈ユビキタス特区〉事業）」の事業化のための実証実験です。

その結果が、運動と栄養の関係についてたいへん示唆のあるものでしたので紹介しましょう。

プロジェクトでは、駅前にいつでも気軽にトレーニングや計測ができるように設備を設け、一人ひとりの身体活動量（生活活動＋運動）を毎日測定。運動量計付きの携帯電話を用いて測定データを携帯電話から送信することで、個人別の時系列データベースを構築しました。運動量のアドバイスなどの情報を提供したほか、それにより得られる効果なども実証しました。

その結果は、驚くべきものでした。

皆さんは、次の３つのグループの中で、血液の状態が最も悪い人はどの項目に該当する人だと思いますか？

①運動を全くしなかった人
②ときどき運動をした人
③毎日運動した人

おそらく、適度な運動をしている人のほうが健康状態はいいに違いないと、多くの人が思ったのではないでしょうか。ところが、答えは③だったのです。

この検査結果を不思議に思い調べてみると、意外なことがわかりました。血液の状態が悪かった人たちの食生活を聞いてみると、食事は簡単にすませ、脂っこいものを好み、間食をして、しかも好きなものしか食べないといった傾向があることがわかりました。

血液は全身を巡って細胞に必要な酸素や栄養素を運び、老廃物などを運び去る大切な役割を担っています。血液を検査すれば、体の組織や臓器の状態がわかります。ニュータウンでの調査結果は、栄養のバランスがとれていない状態で毎日運動した結果が、血液の状態の悪さとなって表れたことを示しています。

運動すると筋肉に負荷がかかり、傷がつきます。筋肉はそれを修復しようと、素材となるタンパク質をとり入れてより太く強くしていきます。アスリートたちのトレーニングは、このように筋肉をより太く強くすることが目的であり、その結果としてたくましく力強い体を形づくっていくのです。

しかし、運動してもその後に良質なタンパク質が補給されなければ筋肉の傷は修復されません。その結果、健康を損なうことになってしまいます。

また、運動をすると代謝が上がり、ビタミンやミネラルが消費されるので栄養が不足することになります。運動することは大切ですが、きちんと栄養がとれて初めて効果が出てくるのです。運動をするのであれば、まず栄養を十分にとることは、特に高齢者の場合は大切なポイントです。

運動はしなければ筋肉が衰退し、やりすぎれば筋肉や骨格を傷めます。栄養も摂取量が少ないと代謝に必要な必須栄養素が欠乏するおそれがあり、食べすぎれば肥満から生活習慣病になります。つまり、何事もバランスが大事なのです。

そして、そのバランスは年代により、また人により異なります。自分にとって最適なバランスを自ら見つけ、それを保つよう実践することこそが、元気で健康な体を維持するための秘訣です。

3限目　寿命を決める生活習慣病

糖尿病、がん、循環器疾患、慢性閉塞性肺疾患（COPD）などの生活習慣病。いずれも、診断され、病名がついた途端にその病気になるようなものではありません。アンチエイジングは、自覚症状がないままに進行してしまうこれらの疾病に対する予防にも直結します。

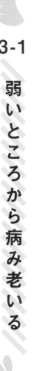

3-1　弱いところから病み老いる

人間にはそれぞれに弱い部分があり、最も弱い部分の細胞に傷がついてしまったらその人は病気になる――。これは、私がアンチエイジングの研究に取り組んできた過程で得た仮説です。

車が劣化していく過程を考えるとよくわかります。ワイパーやパワーウインドーが突然壊れることがあります。そうなると運転しにくくはなりますが、走ることに支障は出ません。一方、ヒトの心臓部に当たるエンジンや脳に当たる制御系が壊れてしまうと、もう走ることはできません。

どの部分がいつ壊れるかは使い方にもよりますが、もし製品にばらつきがあり、製造過程でたまたま溶接などが不十分であったものに当たっていたら、早く壊れるリスクが高くなります。

人間の体も、これと同じです。遺伝的要因や発生過程で体の中に弱い箇所が生じれば、ときには慢性疾患として悩まされることも出てきます。

若いときは細胞が新しくて元気に働き、多少の問題はカバーできてしまいます。怖いのは、年を重ねるにつれて劣化の度合いにどんどん差が開いていくことです。

劣化がどこにどのようにおこるのかは遺伝的な要因もありますが、食べ物や生活習慣などが大きく影響することがわかっています。

あなたの体で劣化がおきやすい部分はどこなのか、どうすれば劣化が防げるのか、また、もし劣化がおき始めているとしたらそれはどの程度で、どうすればそれ以上劣化が進まないようにできるのか。

まずは、そのような自分の体の状態を知ることが大切です。そのためにも、指標となる体重、体組成、血液検査のデータ、血圧などを定期的に把握しておくことが大切です。

3-2 生活習慣病とアンチエイジング

自分の体質を知り、弱い部分の劣化を抑えながら年を重ねていくためには、やはり必要な栄養素を過不足なくとることが大切です。一方、代謝が乱れるような食生活やライフスタイルを送っていると徐々に健康が害され、生活習慣病といわれる状態になってしまいます。

生活習慣病とは端的に説明すれば、「食事や運動・喫煙・飲酒・ストレスなどの生活習慣が原因でおこる疾患」の総称で、代表的なものとして、糖尿病、がん、循環器疾患、慢性閉塞性肺疾患（ＣＯＰＤ）などが挙げられます。

生活習慣病の特徴は、ある程度進行するまで痛くもかゆくもないこと。自覚症状が乏しいため、健康診断や人間ドックで指摘されてもついそのまま放置してしまったり、治療を始めたものの中断してしまうことが少なくありません。

しかし、きちんと治療せず、生活習慣を改めなければ確実に進行し、重篤な疾患の要因ともなります。

糖尿病、高血圧、脂質異常症などは動脈硬化を引き起こし、脳梗塞や心筋梗塞などの発症リスクを高めます。糖尿病の場合は、網膜症による失明、腎症による腎不全、神経障害といった合併症に発展することもあります。

がんの中でも特に食道がんや胃がん、大腸がん、肺がんなどは、生活習慣が強く影響します。また、乳がんなど女性の生殖器系のがんを除いて、多くのがんは加齢とともに増加していきます。

このような生活習慣を原因とする病気と深くかかわっているのが、活性酸素です。呼吸で体内にとり込んだ酸素の0・1～5パーセントが、強い酸化力を持った活性酸素になるといわれます。活性酸素は、体内に入り込んだ細菌やウイルスを攻撃して殺すなどして体を守る一方で、健康な細胞の細胞膜を酸化して動脈硬化を促進させた

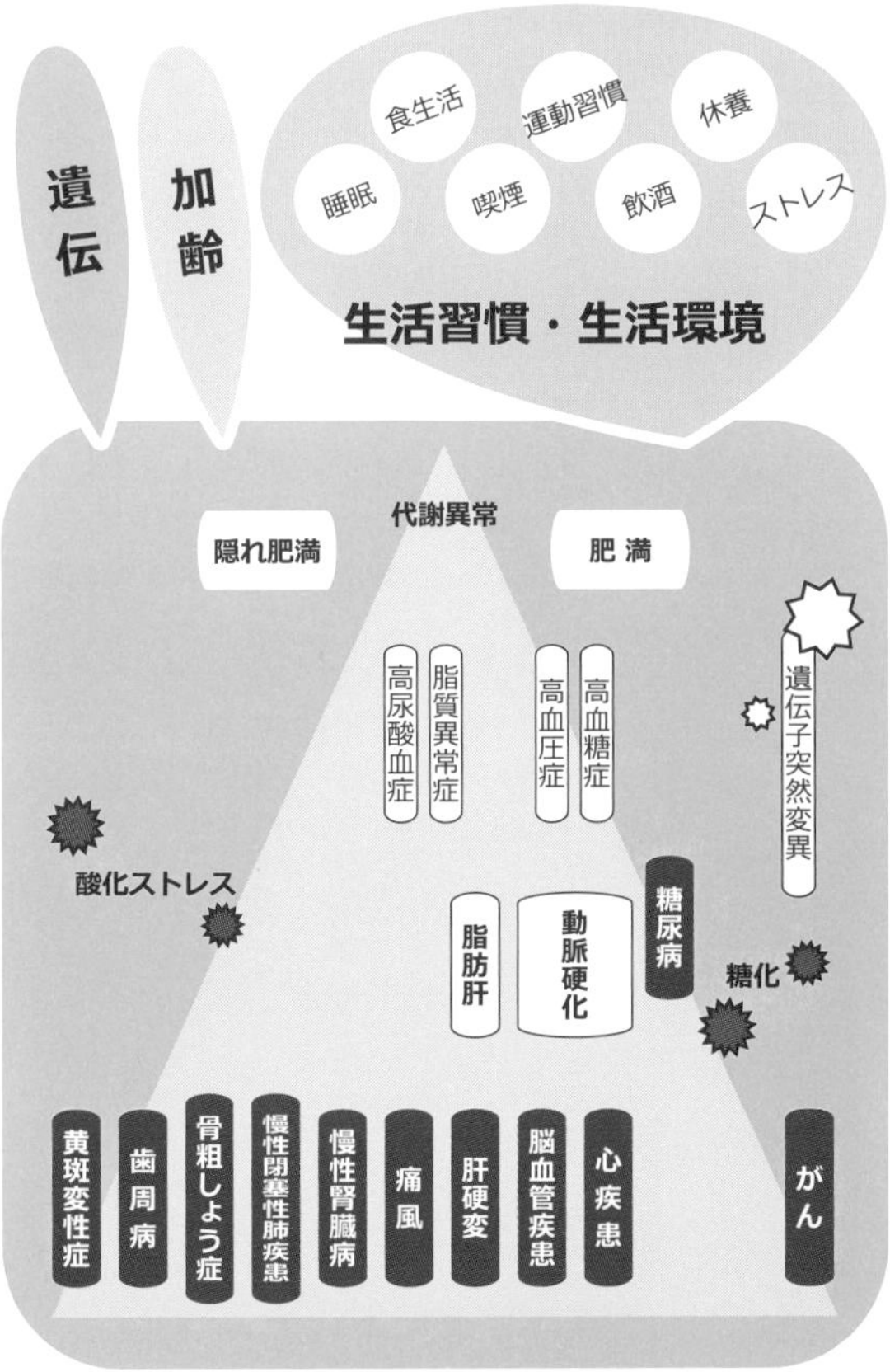

さまざまな生活習慣が体に変化をもたらし、生活習慣病やがんなどの疾病につながる

り、細胞の核内にあるＤＮＡを傷つけ、細胞をがん化させるなど悪さもします。

酸化によって傷ついた細胞は、やがて本来の機能を失っていきます。これが老化です。老化の一因が活性酸素であることは、１９９８年に私が世界で初めて遺伝子レベルで証明しました。現在では生活習慣病やがんの発症にも活性酸素が深くかかわっていることが知られています。つまり、細胞の老化を予防することは生活習慣病やがんを予防することでもあるのです。

また、現代社会においては貧しい人ほど太りやすい傾向があります。たとえばアメリカでは、１ドルしか持っていない貧しい人が野菜とポテトチップスのどちらを買うのか迷った場合、ほとんどの人がよりたくさんの量を買えておなかがいっぱいになるポテトチップスを選びます。

つまり、貧しければ貧しいほど「質より量」が優先され、その結果、カロリー過剰でさらに太ってしまうという悪循環が続いてしまう。厳しい現実ですが、収入や状況によって栄養状況が違っているのは事実のようです。

気候変動や自然災害の多発、新型コロナウイルスの影響などが重なり、各国で貧富の格差は拡大し、衛生状態や食事に起因する健康格差は世界的な課題になりました。災害大国である日本でも他人事ではありません。体の仕組みや栄養に対する知識を持ち、食物や体調に関する感受性を日々、磨いておくことは、これからの大切なサバイバルテクニックになるでしょう。

3-3 大切なのは血管の老化を防ぐこと

私たちの体には200種類、約37兆個の細胞があります。細胞が古いものから新しいものへと入れ替わるターンオーバーは、細胞の種類によってさまざま。表皮（肌）は約30日、赤血球は約120日、骨は約2年、最も時間のかかる副腎皮質細胞は3年弱で入れ替わります。途中、傷などで細胞が死ぬと、隣の細胞が分裂して再生してくれます。

ところが、中には生まれたときのまま、ほとんど入れ替わらない細胞もあります。脳の神経細胞や心筋細胞です。「オギャア！」と生まれた瞬間がいちばん多く、細胞分裂（増殖）しないまま一生を終えるのです。

脳の神経細胞や心筋細胞の寿命は100年程度とされますが、一度傷ついたら、ほとんど再生されないので、二度と元には戻りません。脳梗塞や心筋梗塞が怖いのは、この理由から。ひとたび血流が途絶えた部分の細胞が死んでしまえば、再生しません。その場所や範囲によっては大きな障害が残り、命にかかわることさえあるというわけです。

脳梗塞や心筋梗塞を発症する大きな要因は動脈硬化で、それはまさに血管の老化。その老化にも、酸化や糖化が深くかかわっています。

酸化や糖化による血管の老化は、静かに少しずつ進行します。いつの間にか血管がボロボロになり、ある日突然、血管の壁が破れてしまうのが脳内出血やくも膜下出血です。また、血管の壁にコレステロールがたまると、活性酸素がコレステロールを酸化させてオキシステロールという有害物質に変え、炎症を悪化させて血栓をつくる要因になります。

こうした経緯をたどるのは、酸化や糖化がかかわってくる糖尿病でも同様です。網膜症による失明や腎症による腎不全、神経障害による足の壊死などの合併症も、その兆候が現れたときにはもう後戻りできません。

生活習慣病は、突き詰めると代謝の乱れにほかなりません。糖尿病は糖代謝の異常、脂質異常症は脂質代謝の異常、高尿酸血症は尿酸代謝の異常であり、高血圧にも代謝がかかわっています。皆さんもよくご存じのメタボリックシンドロームは、日本語に訳すと代謝症候群です。

私たちの体は食べたものでできているという事実を忘れず意識しておくことが、生活習慣病の予防と改善、そして細胞レベルでアンチエイジングを図るために大切です。

3-4 がんは忘れたころにやってくる

いまや日本人の２人に１人が生涯のうちに罹患するといわれる、がん。診断されて突然、がんになったと認識する人も多いと思います。でも、これも血管の老化や糖尿病が静かに進行することと同様で、長い時間をかけてジワジワとがん化する細胞が増え、ある程度大きくなったときに発見されるのです。

その発症にも、やはり日々の食事による栄養バランスが深くかかわっています。

アメリカ・ハーバードがん予防センターが１９９６年にがんで死亡したアメリカ人について分析しました。その結果は、喫煙を原因とするものが30パーセント、食生活・肥満によるものは30パーセントで、遺伝が原因とされるがんは5パーセントでした。「わが家は胃がんの家系」という話を聞きますが、それは塩分の過剰摂取が胃がんのリスクを高めるなど、食生活が似ていることが主な原因なのです。

そもそも、がん遺伝子は誰もが持っているものです。発症するまでには、がん遺伝子が眠りから覚めて活性化しようとする段階と、周りの細胞が抑えきれずにがん細胞が大きくなるという2段階があります。周りの細胞が元気であれば、がん細胞が活性化しないように協力して働きますが、周りの細胞が不健康だと、がん細胞が活性化しそうになっても自分のことで精いっぱいでとても修復などしてくれません。

たった1個のがん細胞が活性化するだけでも、人間は死に至ります。でも、その確率は人間の細胞が37兆個あるうちの1個と考えれば、宝くじに当たるよりはるかに低い。しかも、がん細胞は検査で発見できる大きさに成長するまでに十数年から数十年もかかります。それなのにがんを発症するということは、それだけ長期間にわたり、なんらかの栄養のバランスが崩れている証拠なのです。

私は、高校生などを対象に講演するとき、「君たちが大人になってがんと診断されたとしたら、いま、君の体の中にはすでにがん細胞の赤ちゃんができているかもしれないよ」とよく話します。それが大人になって悪さをするかどうかは、今日からの食生活にかかっているということを伝えたいからです。

とはいえ、ヘビースモーカーでもがんにならない人もいれば、タバコを吸わない人でもがんになる人がいるように、がん化する細胞の突然変異はDNA上でランダムにおこるものです。その理由は、タバコに含まれる発がん物質を狩猟で野鳥を狙うときの銃の弾にたとえてみるとわかりやすいかもしれません。遠くの距離から鳥を狙っても弾はほとんど当たりませんが、確率は低いながら当たる場合もあります。一方、至近距離から散弾銃で撃てば多くの鳥に当たるものの、運よく当たらない鳥もいます。

このたとえのように、がんの遺伝子に突然変異がおきて眠りから覚めるかどうかは確率の問題であり、いわば運も左右します。それでも、悪い生活習慣ががんになるリスクを高めることはわかっているのですから、がんを予防するためにも生活習慣の改善を心がけることが大切なのです。

4限目　睡眠と休養

アンチエイジングのためには、睡眠や休養、ストレスといった要素と健康との関係を知っておくことも大切です。ここでは、質のよい睡眠をとると体内で何がおこるのか、ストレスと上手に付き合うためにはどうすればよいかなどを解説します。

4-1　睡眠は量より質で

「アンチエイジングのためには何時までに寝ればいいのですか?」という質問を受けることがあります。

残念ながら、「何時です」というゴールデンタイムはありません。アンチエイジングを目指す睡眠で大切なのは、何時に寝るかということより、いつ、どのくらい熟眠しているかということです。

睡眠には、休養とともに、寝ている間に細胞が修復されるという効果もあります。それを担っているのが、別名「若返りホルモン」とも呼ばれる成長ホルモンです。

成長ホルモンには、骨や筋肉をつくったり、体にとり込まれた栄養を生命維持に必要な物質へと代謝する働きもあります。筋肉を増やして基礎代謝をアップさせたり、脂質や糖質を代謝してエネルギー化し、結果的に太りにくい体にします。

ですが、成長ホルモンの分泌は思春期にピークを迎えた後、大人になると50パーセント以下に減り、70歳代では30パーセント以下になってしまいます。

では、良質な睡眠によって成長ホルモンの分泌を促すには、どうしたらよいのでしょうか。

睡眠には、体は眠っているけれども脳が活発に動いている浅い眠りのレム睡眠と、体も脳も休んで深く眠っている深い眠りのノンレム睡眠があり、約90分周期で交互に繰り返されます。この周期は睡眠時間にもよりますがひと晩に4～5回繰り返され、最も深い眠りは、入眠後30分から1時間程度で訪れる最初のノンレム睡眠で、時間も長く、成長ホルモンの分泌もここでピークを迎えます。

つまり、床についてからスムーズに入眠し深い眠りへと落ちていくことが、成長ホルモンの十分な分泌を促すのです。

良質な睡眠をとるために大事なことは、寝る時刻より、むしろそれ以前の行動がカギを握ります。夜遅い時刻の食事やカフェインの摂取、寝る前の飲酒なども熟眠を妨げます。食事は寝る4時間前までにすませ、夜遅くはお酒やカフェイン入りの飲み物も避けましょう。

ヒトは、脳内の温度や体温が低下するタイミングで眠くなります。入浴は床につく

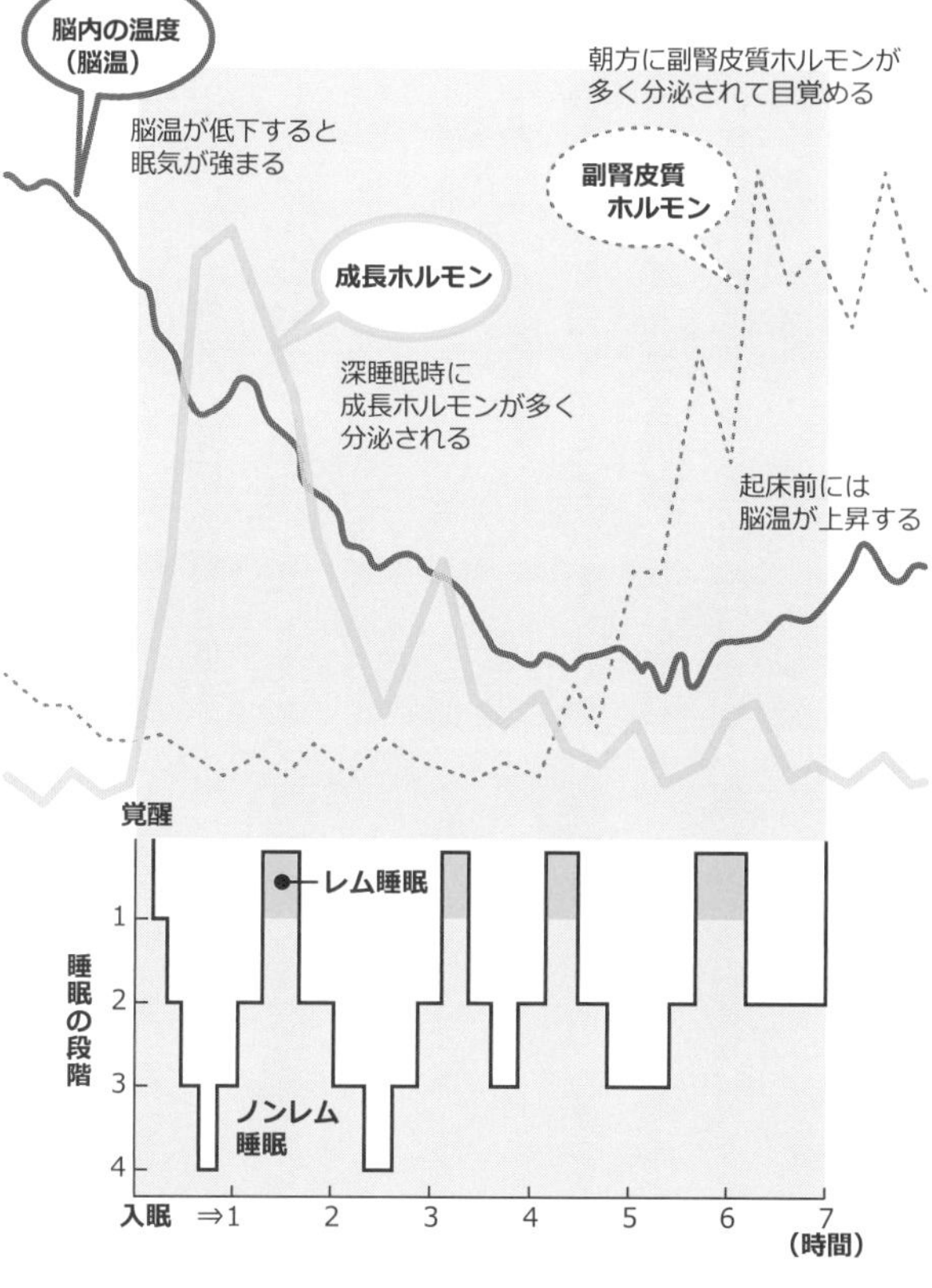

睡眠のリズムと成長ホルモン分泌の関係。最も深く時間も長いのは入眠後30分から1時間程度で訪れる最初のノンレム睡眠で、成長ホルモンの分泌もここでピークとなる

1～2時間前を目安にすませ、その後は強い光刺激を避けることも大切です。

特にスマートフォンやタブレット、パソコンのブルーライトは、睡眠ホルモン（メラトニン）の分泌を抑え、睡眠の質を低下させてしまうので、夜間は要注意。ベッドの中での「ながらスマホ」は避けたいものです。どうしても使用が避けられない場合は、ブルーライト軽減機能やブルーライトカット液晶保護フィルムなどで対策しましょう。

たとえ睡眠時間が短くても熟眠したという満足感があり、すっきり目覚められて日中眠くならないのであれば問題はありません。反対に、睡眠時間が長くても眠りが浅いと日中の集中力が低下し、睡眠障害がうつ病や自殺のリスクを高めることも指摘されています。

睡眠時無呼吸症候群（ＳＡＳ）など、睡眠を妨げる病気があるのなら早めに治療することをおすすめします。

睡眠は、成長ホルモンの作用により細胞の修復や健康維持に必要なタンパク質の合成が行われ、全身がリフレッシュする大切な時間。美肌効果をはじめ、骨を丈夫にする、筋力を増強する、心臓病のリスクを下げる、糖尿病を予防するなど、さまざまなアンチエイジング効果が期待できます。

また、記憶を定着させて学習内容を整理する作用があると考えられています。よい睡眠を得ることができれば、見た目だけでなく知的な能力のアンチエイジングにつながる可能性もあります。

4-2 体内時計を整える

良質な睡眠をとり、アンチエイジングに効果のある成長ホルモンなどの分泌を促すためには、体内時計を整えておくことも大切です。

地球の自転による1日の長さは24時間。しかし、光が届かない暗闇での実験から、ヒトの1日のリズムは約25時間であることがわかりました。それでも朝になれば自然に目覚め、夜になれば眠くなるのは、地球の自転とほぼ同じ周期で体内環境を変化させているからです。

これを概日《がいじつ》リズム（サーカディアンリズム）といいます。体内時計は、この概日リズムをつくるための信号を発信する仕組みです。

体内時計が整っていると、心身を眠りに導き抗酸化作用もあるメラトニンや成長ホルモンなど、健康を維持する体内物質の分泌が整います。

逆に、体内時計が狂ってしまうと熟眠できなくなり、睡眠不足になりがちです。睡眠不足は食欲を抑制するレプチンというホルモンの働きを低下させ、逆に食欲を促進するグレリンというホルモンを活発化させます。グレリンには厄介なことに、脂質を蓄積させ体脂肪がエネルギーに変わるのを抑える働きもあります。また、慢性的な睡眠不足は糖尿病のリスクを高めることもわかっています。

さらに、ＢＭＡＬ１（ビーマルワン）という物質の影響も無視できません。これは体内時計の調節に深くかかわっているタンパク質で、脂肪細胞の中にあるときは脂質を蓄積します。

この物質が脂肪細胞内に増えるのは、午後10時から午前2時までの間。その後は徐々に減り、午前6時前後に急に少なくなります。夜遅く食べると太りやすいのは、この作用もあると考えられています。ですから、「録画を見ながらポテトチップスをつまみ、ついつい夜更かし」なんて、とんでもないということがおわかりでしょう。

では、体内時計をきちんと働くようにするためにはどうしたらよいのでしょうか。

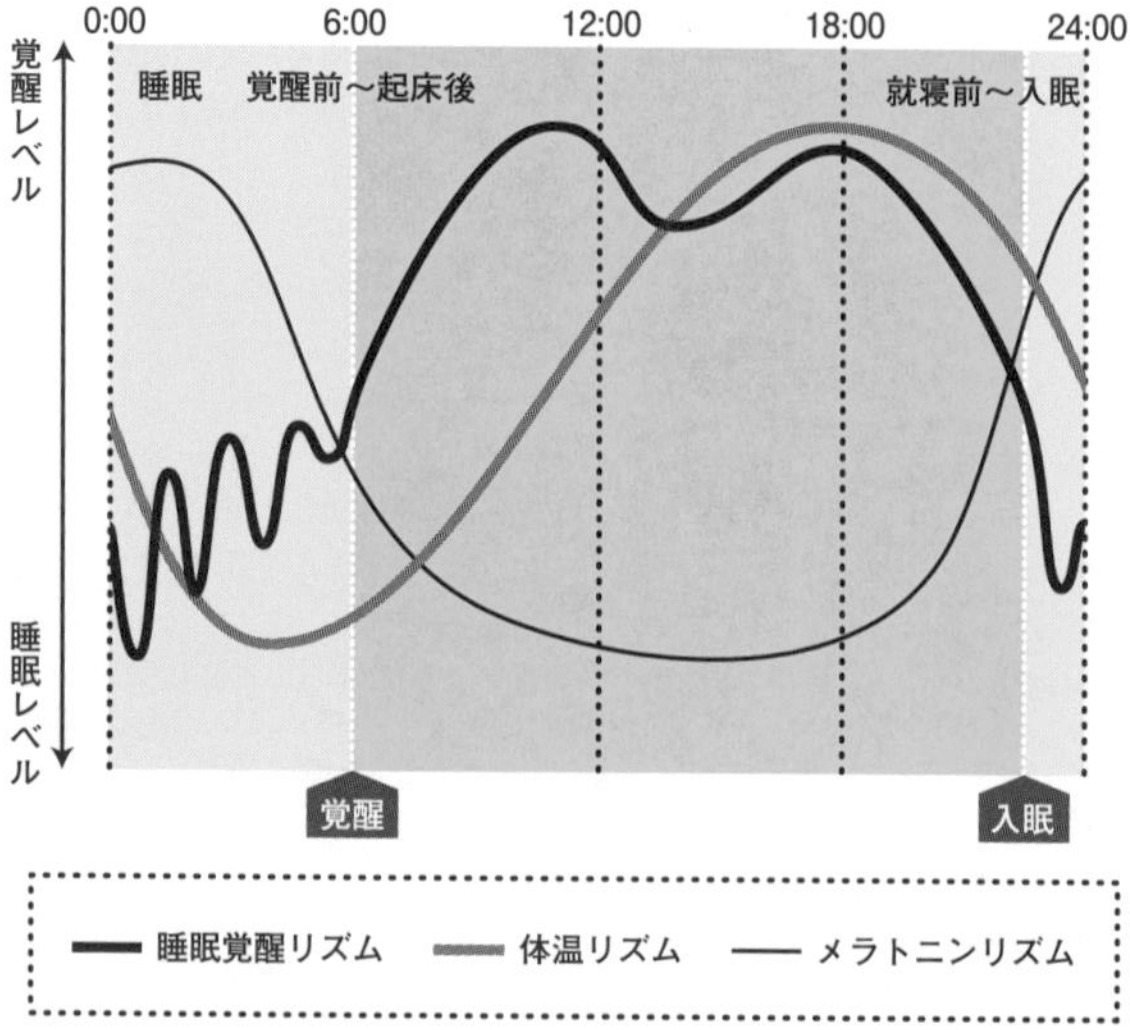

睡眠と覚醒、体温、メラトニンの分泌のリズムを表した体内時計のイメージ
参考資料：厚生労働省 e-ヘルスネット「休養・こころの健康」

簡単なのは、朝起きたら太陽の光に当たること。体内時計の中心は脳の視交叉上《しこうさじょう》核《かく》という部分にあるので、目から入った太陽光の中のブルーライトがその部分に届くと、体内時計がリセットされるのです。夜間とは逆に、ブルーライトが覚醒の助けになるのです。こうした光を浴びると、同時に各臓器の体内時計もリセットされます。

また、だいたい決まった時刻に起きることも大切です。ヒトの体は、起きて太陽の光を浴びてから約15~16時間後に眠気が現れます。これは、概日リズムによってメラトニンの分泌が増えるから。すると体温や血圧が下がり、体も睡眠モードに向かいます。

もし、事情があって床につく時刻が遅くなっても、翌日はいつもと同じ時刻に起きましょう。それが概日リズムを崩さないポイントです。

概日リズムが整ってくることで、脳も体も活性化します。見た目のアンチエイジングだけでなく、集中力が増し、免疫力が向上して病気にかかりにくい体へと変わっていくことが期待できるのです。

4-3 ストレスには「幸せホルモン」

睡眠が大切なことはわかっていても、あれこれ気になって眠れない――。そうしたストレスは、心身の健康にとってもアンチエイジングにとっても大敵です。

そんなときに強い味方になるのが、別名「幸せホルモン」と呼ばれるセロトニンです。

私たちの脳内では、さまざまな神経伝達物質が活動しています。神経伝達物質とは、神経細胞から神経細胞へと情報を伝える物質のこと。神経を興奮させるノルアドレナリン、快感を増幅させるドーパミンとともに3大神経伝達物質と呼ばれているのがセロトニンです。

セロトニンは脳が緊張やストレスを感じると分泌され、自律神経を整えてくれます。分泌を促すためには、ウオーキングやジョギング、サイクリング、ヨガ、そして食事の際によくかむなど、一定のリズムを刻む運動が効果的。人や動物とのふれあい、芸術鑑賞など、感情を動かす行為も有効で、感動の涙にはセロトニンを活性化させる効果があるともいわれます。

分泌を増やすためには、体内時計のリズムを整えるのと同じで、朝起きてから30分以内に太陽の光を浴びること。するとセロトニンが分泌され、気持ちよく一日をスタートさせることができます。

セロトニンをつくるのに必要なのが、必須アミノ酸であるトリプトファンです。必須アミノ酸とは、タンパク質を構成している20種類のアミノ酸のうち、体内で合成することができない9種類のアミノ酸のことで、食物から摂取する必要があります（50ページ参照）。

トリプトファンが多く含まれているのは、納豆、味噌、豆腐などの大豆製品、牛乳やヨーグルトなどの乳製品、サケ、カツオ、マグロの赤身、豚のロース肉、鶏のむね肉、バナナ、ゴマ、ナッツ類、穀類などです。

ビタミンB6、マグネシウム、ナイアシンなどもセロトニンの生成にかかわっているので、バランスよく栄養をとることが大切です。

セロトニンは脳以外に腸でもつくられています。実は、全体の95パーセントは腸でつくられ、脳は5パーセントほど。腸でつくられたものは、食欲のコントロールや体温調節、腸のぜん動運動、免疫などにかかわっており、残念ながら脳に移動することはありません。心に安らぎと癒やしをもたらしてくれているのは、脳でつくられるわずか5パーセントのセロトニンなのです。

心身のストレスが活性酸素を発生させることは、近年の研究で明らかになっています。ストレスホルモンの副腎皮質ホルモンが多く分泌されることや、緊張によって血管が収縮して血流が低下することなどが原因で、上手にストレス解消することは活性酸素対策につながります。

なにかとストレスフルな現代人にとっては、ストレスとの上手な付き合い方は必須テクニックといえるでしょう。

5限目　知っておきたい感染症と免疫力

社会や経済がグローバル化した今日では、新型コロナウイルス感染症をはじめ、さまざまな感染症のリスクは高まるばかりです。かからない、かかっても軽症ですむといった対処のカギは、免疫力。アンチエイジングへの取り組みはそのまま免疫力アップにつながります。

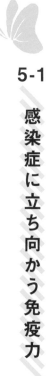

5-1　感染症に立ち向かう免疫力

新型コロナウイルス感染症では、糖尿病やがん、循環器疾患、慢性閉塞性肺疾患（COPD）といった生活習慣病などの基礎疾患がある人とともに、重症化のリスクに挙げられるのが高齢者です。理由は、老化にともない体内の免疫機能が低下するからだと考えられます。

免疫力を高めておくためにもアンチエイジングがキーワードになるというわけですが、その前に感染症について少しふれておきましょう。

感染症とは、大気や水、土壌、それにヒトを含む動物などに存在する病原体（病原性の微生物）が体内に侵入することで引き起こされる病気のこと。病原体は大きさや構造によって、ウイルス、細菌、真菌（カビ）、原虫（寄生虫）に分類されます。

このうち、細菌はヒトの細胞の中には侵入することができず、抗生物質の投与によって退治することができます。

一方、細菌の50分の1程度の大きさで、自己増殖ができないウイルスは細胞（宿主）に入り込み、子孫をつくらせます。ウイルスは大きさや仕組みが細菌と異なるので、細菌を退治するための抗生物質は効きません。また、抗ウイルス薬はまだ少数しか開発されていません。

感染経路は病原体によりさまざまです。

代表的なものは、咳やくしゃみで出た飛沫が鼻や目などの粘膜に付着しておこる飛沫感染（インフルエンザなど）や、飛沫から水分が蒸発した飛沫核やほこりなど空気中の浮遊物を吸い込むことでおこる空気感染（結核、麻疹など）です。

また、病原体のついたドアノブや食べ物を介しておこる接触感染、病原体で汚染された水や食べ物による経口感染（食中毒）、ほかに粘膜感染や性行為感染（エイズ、クラミジア、淋病、梅毒など）、さらに、輸血などによる血液感染（B型肝炎、C型肝炎など）、蚊に刺されたり動物にかまれることで感染する経皮感染（マラリア、ジカ熱など）があります。

新型コロナウイルスの場合は、接触感染やエアロゾルと呼ばれる霧状の微粒子となった飛沫や飛沫核を介して感染することがわかっています。

感染症にかからないようにするには、病原体が体内に侵入しないように感染経路を断つこと。すなわち、予防がなによりも重要です。感染力の強い新型コロナウイルスの場合でも、密閉・密集・密接の「3密」を避けることや、石けんでの手洗いやアルコールによる手指消毒、それにマスクの着用などが有効とされるのは、接触感染や飛沫感染を防ぐ文字どおりの水際対策です。

そもそも、私たちの体は皮膚と粘膜によって病原体の侵入を防いでおり、鼻水や涙、汗や皮脂、また胃酸や消化液などの成分にはある程度の殺菌作用があります。大腸の腸内細菌が栄養を独占することで悪い細菌（病原菌）が繁殖するのを防ぎ、もし細菌が腸内で増殖してしまったとしても下痢をおこして排除することができます。

問題は、そのような万全の防御をしても、目に見えないウイルスは隙をついて体内の細胞にまで入り込んでしまうこと。そのようなときに体を守ってくれるのが、私たちの体に備わった免疫の力です。

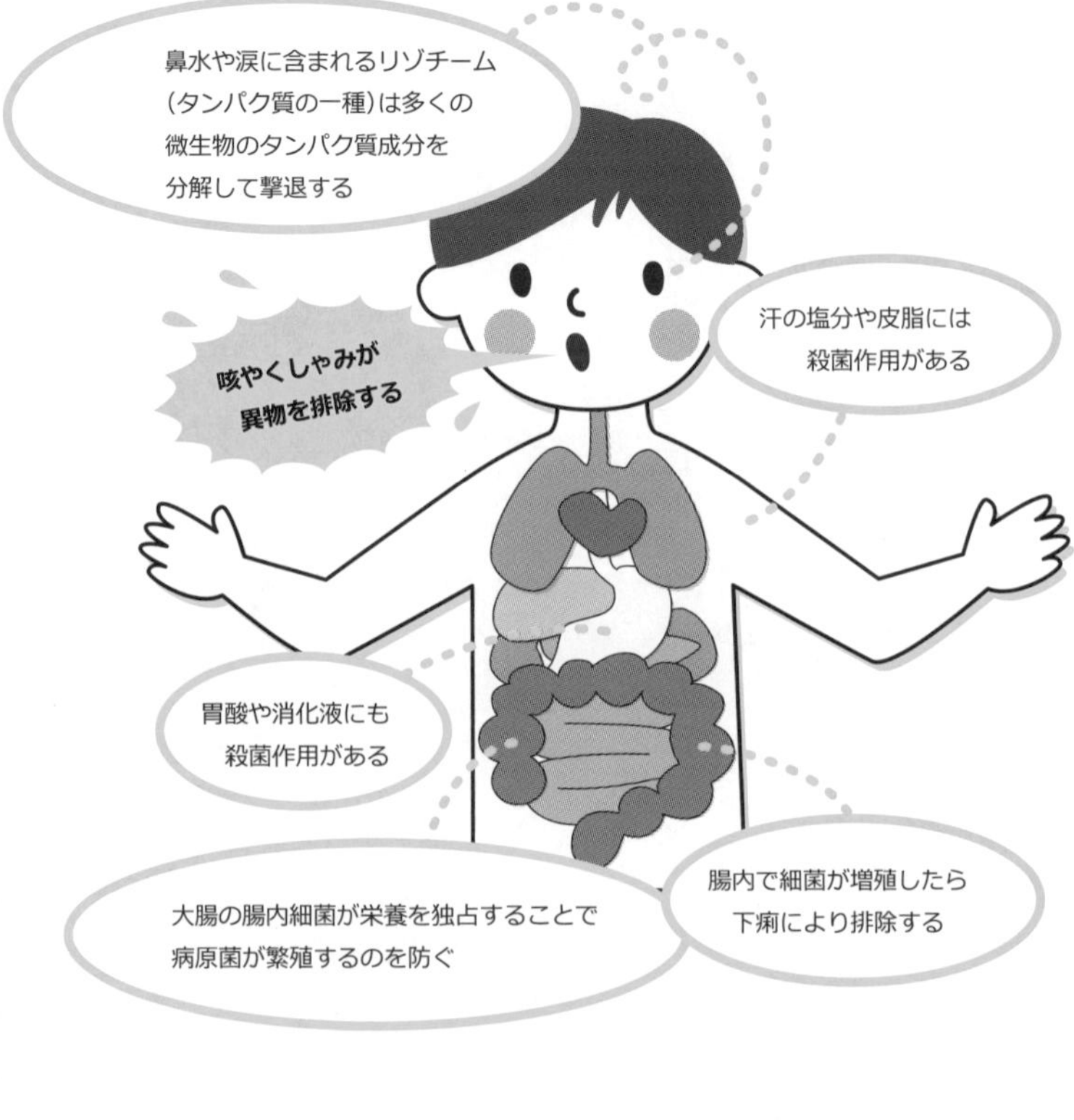
鼻水や涙に含まれるリゾチーム（タンパク質の一種）は多くの微生物のタンパク質成分を分解して撃退する
咳やくしゃみが異物を排除する
汗の塩分や皮脂には殺菌作用がある
胃酸や消化液にも殺菌作用がある
大腸の腸内細菌が栄養を独占することで病原菌が繁殖するのを防ぐ
腸内で細菌が増殖したら下痢により排除する

体には、細菌やウイルスが体内に侵入することを防ぐさまざまな防御機能が備わっている

5-2 2段構えの防御システム

免疫とは、自己（＝体の構成成分）と非自己（＝ウイルスや細菌など）を見極め、体内に侵入してくる病原体などの非自己を排除するシステムを指します。「先天性（自然）免疫」と「獲得性免疫」という2段階の防御システムから成り立っています。

先天性免疫は、病原体を無差別に攻撃する仕組みです。免疫細胞の一種であり細菌などを補らえて消化・分解するマクロファージという食細胞が、体内に侵入してきたあらゆる微生物を食べて退治、さらにインターフェロンというタンパク質が免疫細胞のリンパ球に病原体の攻撃を命じ、ウイルスが増えるのを阻害します。このようにリンパ球と病原体が闘っている場所（たとえばのど）では炎症や発熱がおこり、全身に熱が出ます。

しかし、病原体が小さい場合や細胞内に入り込んでしまった場合には、先天性免疫では対処しきれなくなります。そうなると活躍するのが、獲得性免疫です。

獲得性免疫は、ある病原体に特有のタンパク質である「抗原」を目印に、T細胞やB細胞といったリンパ球などの免疫細胞が協力して、病原体を集中的に攻撃するシステムです。病原体が入り込み、感染してしまった細胞そのものを死滅させたり、抗原と反応する「抗体」という物質をつくり出して抗原を不活性化させ、それを免疫細胞が食べるという仕組みで防御します。この過程で、リンパ球は病原体の抗原を記憶。次に同じ病原体が入り込んできたときに素早く攻撃します。

「免疫記憶」と呼ばれるこの特徴を利用したものがワクチンです。ワクチンを接種することでターゲットとする感染症にかかりにくくなったり、かかっても軽くすんだりします。

厳密にいえば、細菌とウイルスでは働く免疫細胞が異なりますが、いずれにしても

	先天性免疫反応	獲得性免疫反応
特定の微生物を	**記憶しない**	**記憶する**
反応の速さは	**数時間**	**数日間** （記憶した微生物に対しては速い）
ひとことでいえば	**無差別攻撃（非特異的）**	**集中攻撃（特異的）**

体内に侵入してくる病原体などを排除する先天性免疫と獲得性免疫の特徴

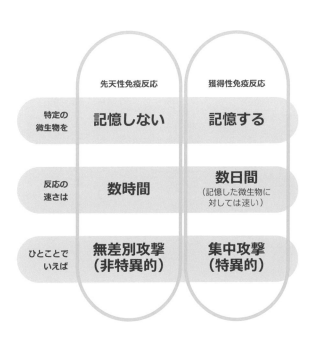

複雑な免疫の仕組みが、私たちを多種多様な病原体から守っているのです。

成人の場合、体内にある約37兆個の細胞のうち約2兆個が免疫系の細胞で、そのすべてが骨髄にある造血幹細胞からつくられ、毎日１００億個ほどが入れ替わっています。そうした代謝を司るのは、結局のところ体外から摂取する栄養素です。不摂生が続くと体の機能が低下して免疫がうまく働かなくなるのも、当然のことだといえるでしょう。

また、老化により体内で新しい免疫細胞がつくられなくなり、数が減少するとともに免疫機能が低下しますから、加齢とともに健康管理はますます重要になります。

5-3 体内環境が免疫力を左右する

では、免疫の力を十分に発揮できるようにするには、どうしたらよいのでしょうか。
答えは、普段から体内環境を整えておくことです。

そのポイントは、①栄養バランスのよい食事、②適度な運動、③十分な睡眠、④生活リズムを整える、⑤上手にストレス発散する、という5つ。どれも当たり前のことのようですが、こうした基本的な健康管理を毎日積み重ねていくことが、体の機能を正常化して免疫の力を高めてくれるのです。

体内環境が良好であれば、細胞も元気です。ところが、細胞が老化すると困ったことになります。老化した細胞は分裂をやめ、炎症物質のインターロイキン6（ＩＬ-６）などを分泌することがわかってきました。

IL-6などの炎症物質は、免疫機能を司るサイトカインと呼ばれるタンパク質の一種。サイトカインは主に免疫細胞から分泌され、細胞間の情報伝達を担います。免疫細胞が、がんや病原体などの異物を認識するとサイトカインが放出され、体内に入り込んだ細菌やウイルスなどの病原体を攻撃するために活性酸素（30ページ参照）を増やします。サイトカインには、このように私たちの体を異物から守る重要な役割があります。

一方で、増えてしまった活性酸素は無差別に正常細胞も攻撃して傷つけます。新型コロナウイルス感染症では、重症化した人の体内にIL-6が大量に見られたという研究者からの報告がありました。これは、ウイルスと闘うはずのサイトカインが制御不能となって細胞から放出され続けるサイトカインストームという現象により、ウイルスに感染していない正常な細胞まで傷つけてしまう現象です。

詳細なメカニズムはまだ解明されていませんが、高齢者や基礎疾患のある人でおこりやすいとされ、サイトカインストームをおこさせないためには、身体が健全であり、細胞が健康であることがカギを握っているのは確かなようです。

細胞の老化を先延ばしにして健康に保つために最も有効なことは、活性酸素などによる体内の酸化を防ぐことです。そのためには、活性酸素の働きを阻止する抗酸化力の強い食品を積極的に食べることが大切です。結局は、繰り返しお伝えしているように食事が重要なのです。

抗酸化力が強い栄養素は、ビタミンCやビタミンE、ポリフェノール類、ミネラル類など（33ページ参照）。それらをとり入れ、必要な栄養素をバランスよく食べることは免疫力を高めることになり、そのままアンチエンジングにつながります。

実践編

美と若さの
ライフスタイル

6限目　おいしく健康になる食生活……124
7限目　身近な食をきちんと理解する…141
8限目　生活リズムを整える……157
9限目　中年期のアンチエイジング……165
10限目　高年期のアンチエイジング……174
11限目　続けられる運動習慣……189
12限目　見直したい生活習慣……206

実践編では、美しく健康でいるために欠かせない運動をはじめ、食生活や生活リズムなど、毎日の暮らしに取り入れたいアンチエイジング・ライフのポイントを紹介します。

また、年齢によって異なるアンチエイジングの取り組み方についても詳しく説明。健康寿命を延ばすために身につけたい習慣や、見直したい習慣など、わかりやすく解説していきます。

日々の生活の中に、ぜひ取り入れましょう。

6限目　おいしく健康になる食生活

健康でいるためには好きな食べ物はガマン、ガマン……なんて思っていませんか？　食べる順番や栄養バランスについて知っていれば、おいしく健康になれるのです。地中海食や和食、旬の食材など、食を通して健康になるためのヒントも紹介します。

6-1　食べる順番に極意あり

バランスのよい食事をとらなければ健康的に痩せられない、でも、しっかり食べたらやっぱり太りそう……。誰でも感じたことのあるジレンマではないでしょうか。その悩みを解消する方法を伝授する前に、質問です。

あなたの今日のランチはイタリアン。メニューは、野菜たっぷりのサラダと、熱々のパスタ、そしてデザートにコーヒーです。テーブルにはサラダとパスタが運ばれてきました。さて、あなたは何から食べますか？

「熱々のパスタに突撃！」と答えたあなた、残念ながらその食べ方は間違っています。

食べ方や食べる順番を工夫することは、しっかり食べても太りにくい食べ方のコツです。簡単なのは、炭水化物を口にする前にサラダなどの野菜を食べること。この方法は糖尿病患者の食事療法にも取り入れられて、症状の安定や改善をもたらしています。

炭水化物の前にワンクッションの食材を食べることでインスリンの分泌がゆるやかになり、炭水化物がゆっくり消化・吸収され、血糖値は急激に上がりません。日本料理のコースを頼むと、ごはんが必ず最後に出てきます。これは血糖値を急激に上げない方法を先人たちが感覚的に知っていたのかもしれませんね。

白米より玄米のごはん、精製された小麦粉より全粒粉を使ったパンなどが見直されているのも、急激に血糖値を上げないうえに、体の調子を整えるビタミンや、臓器や組織を円滑に働かせるために必要なミネラルなどの栄養素を含んでいるから。

つまりは、さまざまな栄養素をとり入れるバランスのよい食事が、健康のためにもダイエットのためにもよいというわけです。

6-2 栄養もバランスが大切

ところが、テレビ番組などで「これを食べると健康によい」と放送すると、夕方にはスーパーマーケットでその食材が売りきれてしまう、という話をよく聞きます。トマトにバナナ、ブロッコリー、豆乳、ココア、甘酒、そしてヨーグルトや納豆などなど、ブームのような状態になった食材は、皆さんが思い出せるだけでも数多くあることでしょう。それらの栄養価は確かに高いのですが、1つの食材ばかり食べていたら健康になるかというと、そんなことはありません。

ちょっと難しいのですが、ここで「ドベネックの樽」について紹介しましょう。これは、ドイツの化学者ユーストゥス・フォン・リービッヒが提唱した「リービッヒの最小律」という理論をわかりやすく説明するための、たとえ話。樽にためることができる水量は、側壁を構成する板材のうちの最も短い板で決まってしまうというものです。リービッヒは植物について、その生育はいちばん不足している成分に支配されてしまうと言及していますが、これは、ヒトにとっての栄養素についても同じです。

ヒトの体はDNAやタンパク質、脂質などから成り立っていますが、それらをつくり維持するためには、食事によって素材を外からとり込む必要があります。

細胞は必須栄養素が必要量あれば健康を維持することができます。また、炭水化物やタンパク質、ビタミンやミネラルなどをバランスよくとることが大切なことは、本書で何度も繰り返していることおりです。

しかし、ただ個々の細胞が健康になっただけでは、元気で健康な体をつくることはできません。およそ37兆個ある細胞に栄養や情報を伝える血管やリンパ管、神経の機能が整えられることで体全体のバランスがとれて、初めて元気で健康な体を得ることができます。食事で必須栄養素をきちんととり、不足しがちなものは機能性を示す食品で補うなどして、体のバランスを整えておくことがアンチエイジングの秘訣です。

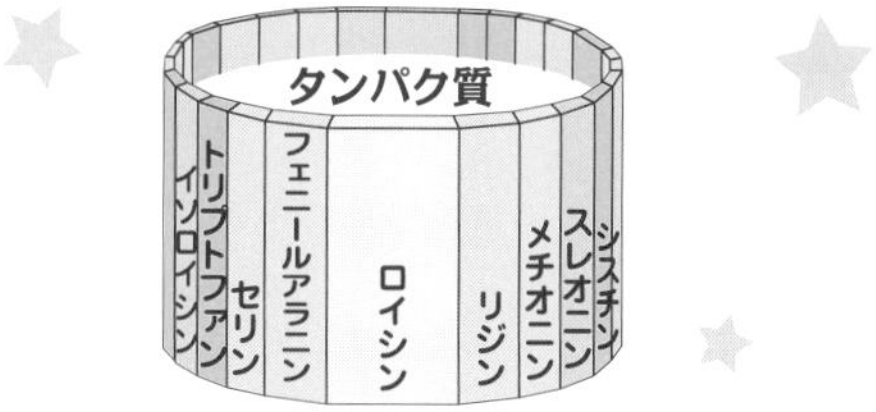

スコアが低いタンパク質（すべてを生かすことができない）

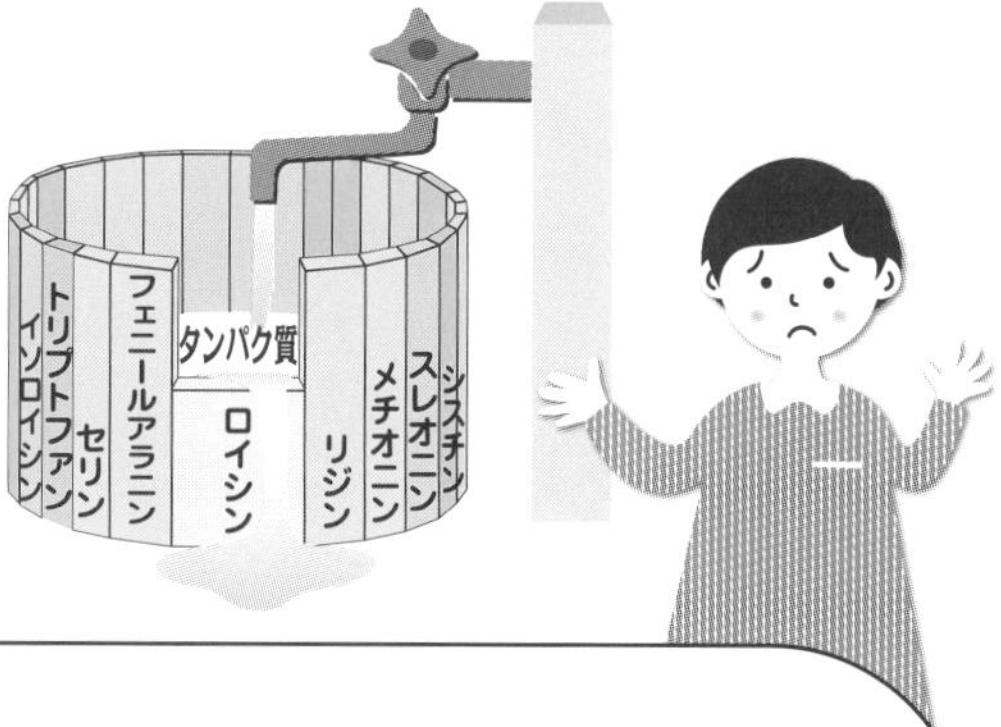

それぞれのアミノ酸が細胞に必要な量（比率）を満たしていないと

いくら栄養をとっても、活用できない

ユーストゥス・フォン・リービッヒが提唱した「リービッヒの最小律」理論をわかりやすく説明する「ドベネックの樽」のイメージ。樽にためることができる水量は、側壁を構成する板材のうちの最も短い板で決まってしまうように、足りない栄養があれば多くとった栄養も活用できない

6-3 バランスよく塩分が少ない地中海食

「おいしくて健康になれる」と、日本でもすっかり人気が定着した地中海食は、南イタリアやギリシャなど地中海沿岸の国の人々が食べている伝統的な食事です。

その特徴は、①野菜や果物を豊富に摂取する、②脂肪分はオリーブオイルやナッツなどから摂取する、③肉よりも魚介類中心、④チーズやヨーグルトを摂取する、⑤穀物は全粒粉など未精製のものをよく使う、⑥食事と一緒に適量の赤ワインを飲む、以上の6点とされます。

注目されるきっかけとなったのは、アメリカ・ミネソタ大学のアンセル・キーズ博士による疫学調査です。日本、アメリカ、フィンランド、オランダ、イタリア、ユーゴスラビア、ギリシャの7カ国で調査を行ったところ、地中海沿岸の国の人は高脂肪食を食べているにもかかわらず、動脈硬化による心血管疾患、脳血管疾患が少ないとの結果が出たのです。

その理由は、抗酸化作用の強い野菜や果物、不飽和脂肪酸を多く含むオリーブオイルやナッツをよく食べる一方、飽和脂肪酸の多い牛肉や豚肉はわずかで、塩分の摂取量も少ないこと。魚介類中心で野菜をたくさん食べるなど、日本食との共通点も多いのですが、日本食よりも塩分が少ないのが大きな特徴です。

地中海食を食べている人は、心血管疾患のほかにも、がん、パーキンソン病、アルツハイマー病のリスクが低く、死亡率も低いだけでなく、生活習慣病の温床となる肥満も少ないことなどが、さまざまな研究で明らかになっています。

食材本来の味を生かし、真っ赤に熟したトマトに含まれるグルタミン酸、魚介類に含まれるイノシン酸などのうまみ成分で味つけをする、香辛料やハーブを上手に使うといった調理法は、日本人の口にも合うので積極的に取り入れたいものです。

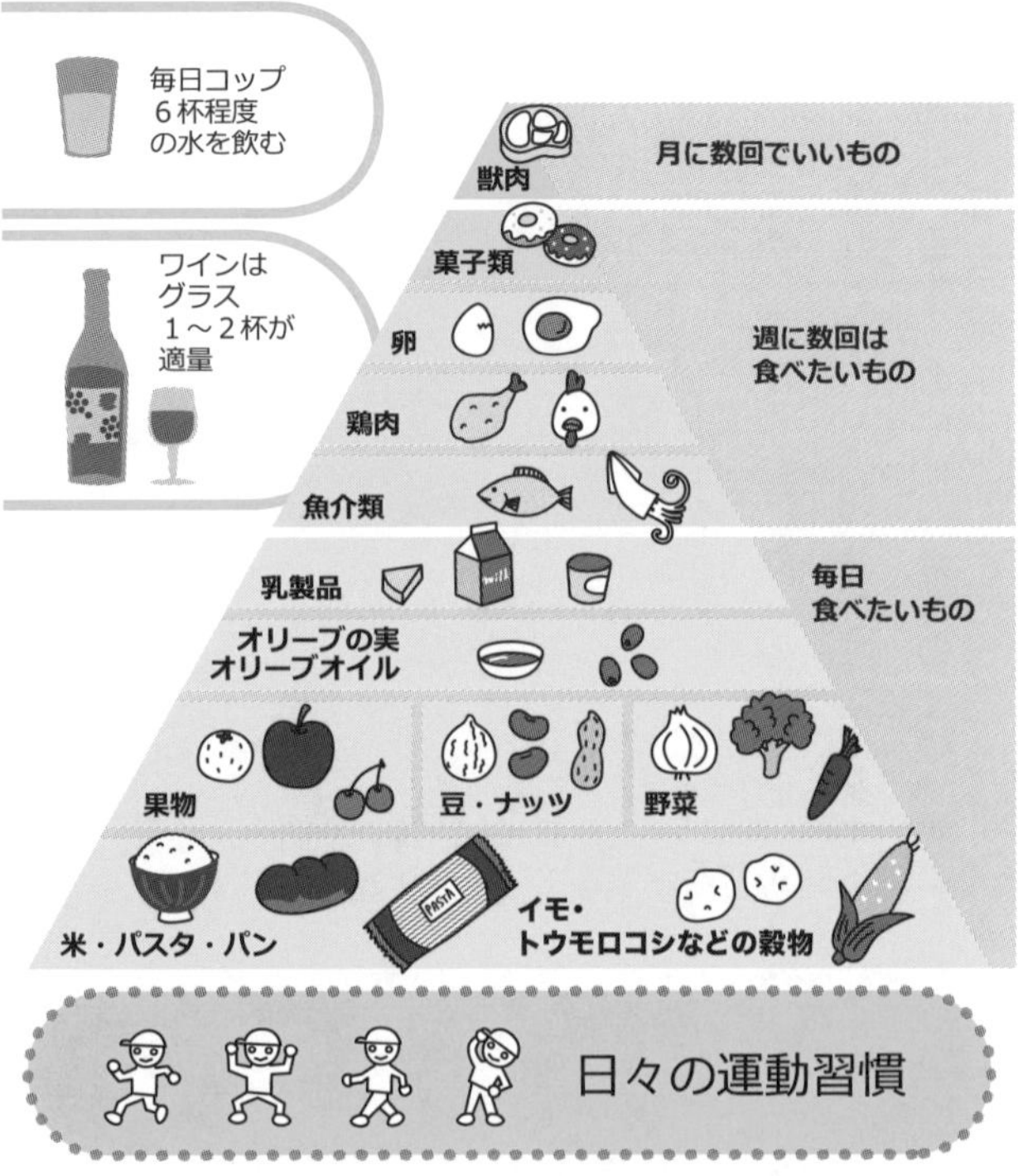

地中海食のパターンを食品別に分類した地中海食ピラミッド。三角形の頂点にある食品はたまに食べる程度とし、下にいくほど多く食べるよう目安がひと目でわかる（ハーバード大学公衆衛生大学院、世界保健機関（WHO）、作成：アメリカ・NPO法人Oldways、1993を元に改変）

6-4 理想的な食事は1975年の日本食

塩分の摂取量は比較的多いものの、健康なアンチエイジングにかけては和食も地中海食に負けてはいません。

2013年、和食がユネスコ無形文化遺産に登録されました。和食の特徴として認められたのは、①多様で新鮮な食材とその持ち味の尊重、②健康的な食生活を支える栄養バランス、③自然の美しさや季節の移ろいの表現、④正月などの年中行事との密接なかかわり、の4点です。

特に②は、米と味噌汁に魚や野菜、山菜といった構成で、栄養バランスが整っていること、動物性油脂を多用せず、長寿や肥満防止に寄与していることが評価されたようです。

ところが、現実の日本人の食生活は?

残念ながら、ユネスコ無形文化遺産に登録されたような食生活を送っている人は、もはや少数派かもしれません。

日本人が最もバランスのよい食事をとっていたのは1975年という研究結果があります（都築毅・東北大学大学院農学研究科、「日本食の健康機能の科学的評価」2017）。その特徴は、野菜の摂取量が多く、肉類、魚介類、乳製品、大豆製品などは適量。主食（エネルギー源の炭水化物）、主菜（タンパク質、脂質）、副菜（ビタミン、ミネラル）、具だくさんの味噌汁（ビタミン、ミネラル、タンパク質）という和食の基本スタイルが守られ、理想的な食事のイメージが子どもたちにきちんと伝わる食卓でした。

都築氏が研究発表で示した食事の一例を挙げてみましょう。

【朝食】ごはん、味噌汁（キャベツ、タマネギ、シメジ）、卵焼き、納豆、ヒジキの煮物（ヒジキ、油揚げ、ニンジン）

ブドウ）

【昼食】きつねうどん（油揚げ、ホウレンソウ、刻みネギ、カマボコ）、果物（リンゴ、ブドウ）

【夕食】ごはん、すまし汁（ハクサイとワカメ）、サバの味噌煮、カボチャの煮物（サヤエンドウ）、冷奴（豆腐、ネギ、ニンニク）

いかがですか？　現在の私たちの食事を見直すためのヒントになりそうです。

家族皆が忙しい現代社会。特に働き盛りの人は、なかなか料理に時間をかけられないと思いますが、体は食べたものでつくられます。正確にいえば、消化管から吸収され、細胞にとり込まれたもので私たちの体はつくられるのです。

何をどのように食べるか——これは、アンチエイジングの基本です。

6-5 旬の野菜はおいしさも栄養も上質

「師走筍寒茄子《しわすたけのこかんなすび》」ということわざがあるのだそうです。

師走（12月）から寒が明ける節分（2月）までは一年のうちで最も寒い時期。こんなときに春先が旬のタケノコや、夏から秋にかけて旬を迎えるナスは手に入らないことから、望んでもかなわないことを意味しているのだとか。でも、それは昔のこと。いまならナスは一年中、タケノコも水煮ならいつでも手に入りますよね。

ところが、旬に関係なくいつでも野菜や果物が手に入るようになったにもかかわらず、3度の食事で食べる野菜や果物だけでは十分な栄養素をとるのは難しいといわれています。それには、2つの原因があると考えられています。

まず1つ目の原因は、野菜自体に含まれる栄養素が減っていること。100グラム中に含まれる野菜の栄養成分を、1950年と2005年の「日本食品標準成分表」（文部科学省）で比較すると、ニンジンのビタミンAやホウレンソウの鉄分は、1950年を1とすると、2005年では約3分の1〜6分の1に、キャベツのビタミンCは約2分の1にまで減少しています。その理由は、人工肥料を多用したことによる土壌中のミネラル不足などと考えられています。

もう1つの原因は、野菜を食べる量が減ったこと。近年は特に日本人の消費量の減少が懸念されています。かつて日本の食卓の中心には、漬物やおひたし、味噌汁など野菜がありました。それが食生活の欧米化にともなって、消費量が全体的に減少。それとは逆に、欧米では健康への意識の高まりから野菜の消費量が増えているそうです。

70年前の野菜と同じ栄養価をとり、量を確保するのはなかなか大変そうですが、やはり、春のタケノコや山菜、夏のキュウリやトマト、そしてナス、秋の根菜や冬のホウレンソウなどなど、旬の食材を楽しみたいもの。昔から「旬のものを食べろ」といわれてきたのには理由があるのです。

旬の野菜は味が濃くておいしいのに加え、ほかの時期に比べて栄養を豊富に含んでいます。たとえば、ホウレンソウに含まれるビタミンCの量は、旬の冬に比べ夏は半分だそうです。旬を楽しむ食生活で栄養素の摂取量をアップさせましょう。

ストレス社会といわれる今日では、特に積極的にとりたいのがビタミンCです。なぜなら、パソコンやスマートフォンなどの作業を30分するだけで血中のビタミンCの濃度は半減するといわれるほど、ビタミンCはストレスにより容易に失われてしまうからです。

ビタミンCは野菜や果物、イモ類に多く含まれていますが、水に溶けやすく熱に弱いので、できるだけ生で食べたいもの。また、体にためておくことができず余った分は体の外に出てしまうため、毎日、必要量である1日100ミリグラムをとるようにしましょう。

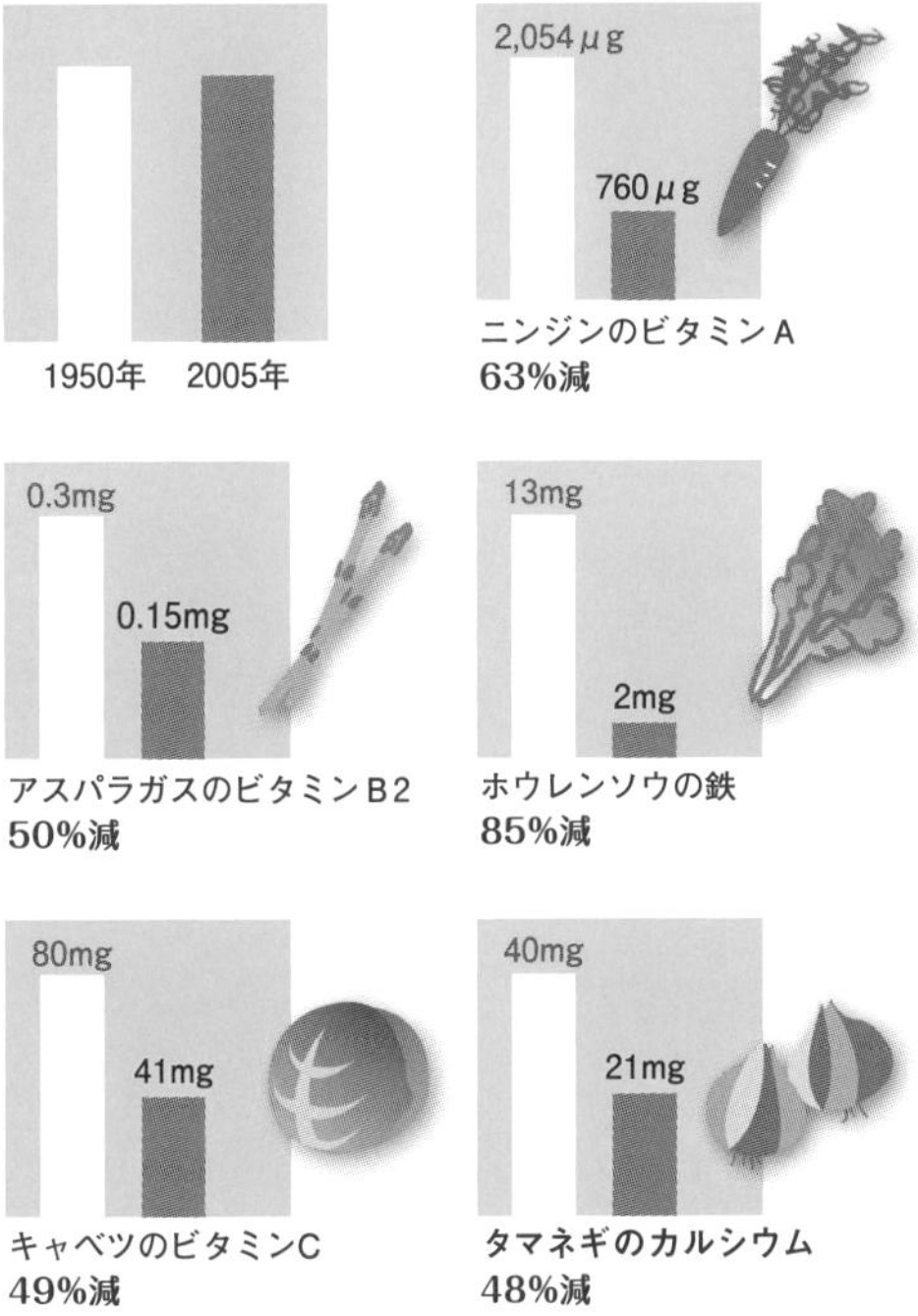

野菜の栄養調査（100g当り）
1950年（昭和25年）と 2005年（平成17年）の比較
「日本食品標準成分表」（文部科学省）より

１００グラム中に含まれる野菜の栄養成分は、ニンジンのビタミンAやホウレンソウの鉄分を例にとると、ほぼ50年間で約３分の１～６分の１に、キャベツのビタミンCは約２分の１にまで減少している

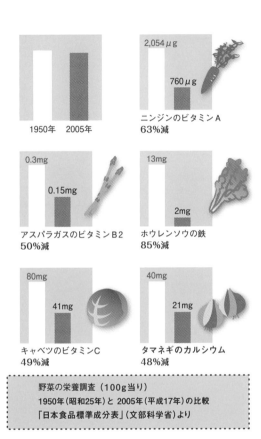

この100ミリグラムという量は、病気にならない最低の必要量。ストレスなどでビタミンCの体内の消費量が増えている昨今、アンチエイジングのためには1日1000ミリグラム必要だといわれています。

7限目　身近な食をきちんと理解する

「○○を食べると健康によい」のように、食の情報はあふれんばかりですが、明らかに健康につながることがわかっている食材は意外と身近にあります。発酵食や油など日々の食卓に欠かせないものから、サプリメント、子どもの健康につながる食の知識まで、正しい内容をきちんと押さえておきましょう。

7-1　毎日の食卓に発酵食を

発酵とは、乳酸菌、麹菌、酵母などの微生物の働きによって食物が変化し、ヒトにとって有益に作用することです。

日本人は昔から味噌や醤油などの発酵調味料、納豆、塩辛、ぬか漬けなどの発酵食品、日本酒、甘酒などの発酵飲料といった豊かな発酵食文化を育んできました。こうした昔から日本の食卓でおなじみの食品以外にも、明治時代以降に庶民も口にするようになったパン、チーズ、ヨーグルトなど、皆さんは毎日、なにかしらの発酵食を食べていると思います。

発酵には、①栄養の吸収率を上げる、②栄養素が増える、③保存性が高まる、④おいしくなる、⑤腸内環境を整える、などの効果があります。

ここでは、特にアンチエイジングとかかわりのある①②⑤について解説しましょう。

まず、①栄養の吸収率を上げる効果から。

発酵を司る微生物には炭水化物やタンパク質をある程度分解し、吸収されやすくする働きがあります。たとえば、大豆を発酵させた味噌は麹菌がタンパク質をペプチドに分解し、小腸で吸収されやすくしています。

味噌に含まれる大豆由来のペプチドには、血圧を下げる効果があるともいわれています。

次に、②栄養素が増える効果について。

食べ物に含まれる炭水化物、タンパク質、ミネラルと微生物が反応することによって栄養素が生まれます。飲む点滴ともいわれる甘酒は米が麹菌と反応した結果、炭水化物はブドウ糖に、タンパク質は必須アミノ酸に分解され、同時に新しくビタミン類が生み出されて栄養豊富な飲み物になります。ヨーグルトは乳酸菌、ぬか漬けは乳酸菌や酵母の働きでビタミン類が増え、栄養価が高くなります。

最後の、⑤腸内環境を整える効果はどのようなものでしょう。

腸内では乳酸菌やビフィズス菌など、発酵食に含まれる微生物が活躍します。乳酸菌はヨーグルトだけでなく、ぬか漬け、キムチなどにも含まれています。これらの微生物は腸内環境をよくする物質をつくり出し、腸内細菌のバランスを整えてくれるのです。

発酵食というと、塩分量が多いものも少なくありませんから、気にする人もいると思います。ですが食べすぎなければ、先に説明した味噌のように血圧を下げる効果を期待できる場合もあります。

汗をかいて塩分が失われがちな夏場などは塩分を含む発酵食を毎回の食事にとり入れるなど、上手に利用しましょう。

7-2 油の種類と効能を正しく知る

油というとダイエットの天敵のようにみなされますが、はたして本当のところはどうなのでしょう。

私たちの体は約37兆個の細胞からできていますが、その細胞の一つひとつを覆う細胞膜を形成する主な材料はリン脂質です。水と油の両方をなじませる性質(両親媒性)があり、体内で脂肪が運搬・貯蔵される際にタンパク質と結びつける役割があります。リン脂質が不足すると細胞膜は正常な働きを保てなくなり、動脈硬化などの引き金になります。

また、悪者扱いされがちなコレステロールは細胞膜の流動性を増す潤滑油の役割をしており、不足しすぎると細胞が弱くなり、血管が破れやすくなる危険があります。逆に多すぎると流動性が悪くなります。コレステロールはほかにも、神経細胞や脳、性ホルモンや副腎皮質ホルモンなどの各種ホルモン、胆汁酸という消化液の材料でもあります。

体が1日に必要とするコレステロールは約1~2グラム。そのうち食事から摂取するのは2割程度で、残りは肝臓で合成されるのですが、その材料となる物質の元をたどると、食事に含まれる糖質や脂質などに行き当たります。これらを完全に抜くダイエットは、代謝のバランスを崩してしまうため危険です。

では、どのような脂質をとればよいのでしょう。食事でとる脂質は主に動物由来の飽和脂肪酸と、植物や魚由来の不飽和脂肪酸に分けられます。健康によいとされる不飽和脂肪酸にはオメガ3脂肪酸、オメガ6脂肪酸、オメガ9脂肪酸などがあります（52ページ参照）。

このうち、特に意識してとりたいのは体内で合成されない必須脂肪酸で、不飽和脂肪酸に分類されるオメガ3脂肪酸とオメガ6脂肪酸です。

オメガ3脂肪酸は抗炎作用やホルモンの働きを整える作用のほか、生活習慣病の予防、免疫システムの正常化によるアレルギー症状の緩和、便通改善などの効果が報告されています。偏ってとるのは避けるべきで、厚生労働省はオメガ3脂肪酸とオメガ6脂肪酸の理想的な摂取バランスを1対4としています。

また、オメガ9脂肪酸は酸化しにくく、悪玉といわれるLDLコレステロールを減らすとされているので、適度にとることによって健康増進を助けます。

一方、注意したいのは不飽和脂肪酸に分類されるトランス脂肪酸です。加工食品の原材料としてよく使われるマーガリンやショートニングなどに多く含まれ、心疾患を増やすことから、脂質をとる量が多い欧米では使用規制の対象となっています。

7-3 骨の質を高めるタンパク質

加齢とともにリスクが高まる骨粗しょう症は、間違ったダイエットも発症の原因になります。特に女性の場合は、閉経を迎える50歳前後から骨密度が大きく低下するといわれており、骨密度を気にする人は増えているようです。

ですが、骨の強さは骨の量（骨密度）だけで決まるものではありません。質も、とても大事なのです。骨の質が悪いと骨はもろくなり、たとえ骨密度が低くなくても骨折する人が多くなります。

では、なぜ骨の質が悪くなってしまうのでしょうか。

その原因としてまず指摘されているのは、タンパク質であるコラーゲンの劣化です。骨を鉄筋コンクリート造の建築物にたとえると、束になったコラーゲン線維は鉄筋、その周りに張りついているカルシウムなどのミネラルはコンクリートの役割をしています。

カルシウムやカリウムなどのミネラルが十分にあっても、鉄筋となるコラーゲンの質が悪ければ、強い建物（骨）はつくれません。骨を丈夫にするものというと、ついカルシウムだけを気にしがちですが、鉄筋の材料となるコラーゲンなどのタンパク質も一緒に、バランスよくとることが大切なのです。

また、最近は体内の焦げつきを意味する糖化も、骨をもろくする原因として注目されるようになってきました。糖化の原因は、急激な血糖値の上昇の繰り返しや慢性的な高血糖状態です。いずれも糖の過剰摂取によるもので、骨を強くするためにも、やはりバランスのよい食生活を送ることが大切です。

7-4 あなたに合うサプリメント、合わないサプリメント

必要な栄養素の量や不足しやすい栄養素の種類は、年齢や性別、仕事の内容や労働時間などによって異なります。ご自身や家族の食生活、ライフスタイルなどを振り返って、不足していそうな栄養素が含まれる食材を意識してとることが大切なのは、何度も繰り返していているとおりです。

でも、年代がさまざまで活動量も異なる家族の食事を一人ひとりに合わせてつくるのは大変。そこで、育ち盛りの子どもには、肉や魚介などタンパク質のほかにごはんなど炭水化物も多めに、一方で少し食が細くなったお年寄りは、ごはんを少なめにしてその分をタンパク質がとれるように、といった工夫が必要で、栄養バランスは食べる量で調節することになります。

それでも栄養素の過不足は出てきてしまうものですから、個別に不足を補うサプリ

メントを用意するのも良策といえるでしょう。

サプリメント（以下、サプリ）には天然由来の成分からなるものと合成のものがあります。

その違いはいろいろありますが、いちばん大きいのは吸収率。全体的に天然サプリのほうが吸収率はよく、たとえばビタミンCの場合、天然素材から抽出したものを1とすると、合成されたものは0・5と半分程度。合成ビタミンCのアスコルビン酸は天然のビタミンCと全く同じ化学式ですが、吸収率は大きく異なります。

その理由は、天然サプリに含まれる微量な〝その他の栄養素〟にあります。

私たちは食事から栄養を摂取するとき、食物に含まれる何十種類かの栄養素を一緒にとります。多様な栄養素が複雑に影響し合って吸収を助け、分解し、体の隅々に必要なものが運ばれていきます。ビタミンCも、単体ではなく多くの栄養素に助けられて体に吸収されます。

一方、合成サプリは1錠に何種類かの栄養素が含まれてはいても、一つひとつの栄養素は単体のもの。天然サプリのように、ヒトの体が長い時間かけてつくり上げてきた栄養素吸収のメカニズムに完全にフィットしてはいません。

価格も天然サプリと合成サプリとでは異なります。天然サプリにも、天然素材を利用して化学合成したものと、天然素材から抽出した栄養素をそのまま使っているものとがあり、価格が最も高いのは天然素材をそのまま使ったサプリ。その次が天然素材を利用して化学合成したサプリ、最も安価なのが合成サプリです。

合成サプリは手ごろな価格でどこでも購入できる点が魅力ですが、あまり安いものは精製のレベルが低く、肝臓などに負担をかける可能性があり、むしろ逆効果。サプリメントは、これらの違いを理解して良質なものを選ぶ必要があります。

7-5 子どもたちに未来の健康を

「三つ子の魂、百までも」ということわざがあるとおり、子どものころに身についた習慣は大人になっても続きます。食に関していえば、子どものころに食べて慣れ親しんだ食べ物は一生にわたり食べ続けるということで、文字どおり「百まで」生きられるかどうかは、3歳ごろの食生活が決めるといっても過言ではないでしょう。

私たちの体をつくっている約37兆個もの細胞は、バランスのよい食事をとることによって一つひとつが健康になります。でも、バランスのよい食事の習慣は一朝一夕で身につくものではありません。

私は、農林水産省が2011年に始めた、高校生など若者に食の大切さを知ってもらうためのプロジェクト「マジごはん計画」に携わり、さまざまな高校で健康と栄養についての講演をしました。何を食べれば健康でいられるのか、高校生のうちから関心を持ち、自活するようになったときに自分で考える知恵を身につけるように、そして、やがては家庭を持ち、親となって子どもを産み育てるときにも、栄養の大切さを思い出してくれるようにとの思いがあったからです。

たとえば、妊婦さんが痩せすぎで低体重だと、生まれてくる赤ちゃんも低体重である頻度が高くなり、将来、その子どもにさまざまな疾病のリスクが高まることが懸念されています。高校生のときにこうしたことを知り、自分の未来の家族の健康に関心を持つことは、決して早すぎることではありません。

また、がんは食生活との関連が深いので、子どものころからの食習慣が重要です。乳がん細胞は検出できる大きさになるまでに10年から20年かかります。それがいったん大きくなると、倍々ゲームのように増えていくのです。30代で乳がんと診断されたとしたら、がん細胞が増殖を始めたのは高校生のころということになります。

子どもの食生活を管理する保護者の自覚はもちろん、子ども自身が、自らの体をつくる食事に関心を持つことは自分の将来をつくることだ、という意識を持つことが大切です。

とはいえ、現在は小学校でも糖尿病の検査があるように、子どもたちの食生活が乱れているのも事実。肥満気味の子どもが多いことはだいぶ以前から指摘されてきましたが、それが糖尿病ともなると生涯にわたる影響が深刻です。

特に気をつけたいのは飲み物です。市販の清涼飲料水は意外に多くの糖分を含んでいます。１００ミリリットル当たり10グラム、スポーツドリンクでも約６グラム。水代わりに１日２リットル程度飲んでいるとすれば、それだけで砂糖約１５０グラム前後を摂取することになり、カロリーに換算すると１日に必要なエネルギー量の50パーセント以上が飲み物だけで満たされてしまうことになります。

子どもや若年の糖尿病の要因として注目される「ペットボトル症候群」という言葉

があります。これは、精製された砂糖が多く使われている清涼飲料水やスポーツドリンクの飲みすぎによっておこるものです。血糖値が急激に上昇することで膵臓からインスリンが大量に出るため、一挙に砂糖を分解して低血糖をおこし、子どもの体と気持ちのありように作用するのです。いわゆる「キレる」という子どもの情緒不安定に大きな影響を与えているといわれており、若年の糖尿病にもつながっています。

ちなみに国際糖尿病連合（ＩＤＦ）によると、世界の糖尿病人口は爆発的に増え続けており、２０１９年現在の有病者数は４億６３００万人以上。それが45年には7億人に達すると予測されています。

成人後の健康を守るためにも、子どものころからの糖尿病対策が必要です。

8限目　生活リズムを整える

良質な睡眠をとるためにも、ストレスを上手にやり過ごすためにも、大切なのは夜の時間の過ごし方です。スマートフォンを見ながらベッドに入るなんて、もってのほか。夕食の望ましい時間や入浴など、生活リズムを整える夜の過ごし方について伝授します。

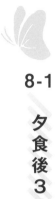

8-1　夕食後3時間はゆったりタイム

食物を消化吸収する腸の健康には、自律神経が深くかかわっています。
自律神経とは、血行、消化吸収、体温調節などを司る末梢神経のこと。交感神経と副交感神経があり、交感神経は心身を活動的にし、副交感神経はリラックスさせます。交感神経が活発に働いているときは副交感神経が抑えられ、副交感神経が活発に働いているときは交感神経がおとなしくしているという関係です。

夜は、腸の活動タイム。副交感神経の働きでぜん動運動が活発になり消化吸収が進むので、夕食から夜の時間が大切になります。特に夜10時から翌日の午前2時の間は、腸のゴールデンタイムともいわれています。食後3時間程度はゆったり過ごして副交感神経の活動を促し、日付が変わる0時には寝るようにしたいもの。逆算すると、夕食は午後8時ごろにはすませておくのが理想的です。

自律神経は、体中を巡る血液などとともに私たちの体内にある約37兆個の細胞間でさまざまな情報をやりとりして、体全体の調和を保つ働きをしています。不規則な生活やストレス過多は自律神経が乱れる原因。規則的な生活を送り、体内時計を整えることが、自律神経の働きを正常に保つ秘訣です。

8-2 きれいは夜つくられる

夕食のゆったりタイムとともに大事なのが、バスタイムです。朝にシャワーを浴びてすませる人が増えているようですが、朝のシャワーには交感神経を優位に働かせて体を活発にする効果はありますが、アンチエイジングを考えるなら夜の入浴をおすすめします。

キーワードは、75ページでも紹介したヒートショックタンパク質（ＨＳＰ）。熱の刺激で増加するタンパク質で、肌のターンオーバー促進、エネルギー代謝の向上、免疫力の向上、疲労回復などをもたらすとされています。これを増やす最も簡単な方法が入浴です。

目安は、40～42度の湯船に10～15分ほど浸かること。季節や体調に応じて調整しましょう。入浴前の十分な水分補給と、風呂から出た後に体を冷やさないようにするのがポイントです。HSPの量は3〜4日間は保たれるため、こうしたバスタイムを週2回程度確保できれば、忙しい日はシャワーだけでもかまいません。

入浴は、血行促進やリラックス、ぐっすり眠れるといった効果も得られます。湯船に浸かる日本の伝統的な入浴習慣は、単に清潔を保つだけではなく、アンチエイジングの観点からも見直されています。

注意点が一つ。寝る直前に入浴すると、寝入りに大切な最も深い眠りに入りにくくなってしまいます。人は眠りと同時に徐々に体温を下げて熟眠していきますが、入浴後すぐで体温が高いままだと、その状態になかなかなれないのです。ですから、睡眠の1時間ほど前には入浴をすませる習慣をつけましょう。

入浴後は、保湿ケアも忘れずに。空気が乾燥する季節はもちろんですが、夏も紫外線やエアコンの影響で肌は乾燥しやすいのです。蒸し暑いと一日に何度も顔を洗ったりシャワーを浴びたりすることがありますが、それも乾燥の原因になります。

冬はしっとり、夏はさっぱりした使用感の保湿剤を選ぶなどして、こまめな保湿ケアをぜひ習慣にしてください。肌の表面の角質層が潤うことによって皮膚のバリア機能が働き、肌荒れしにくくなります。

さて、一日の締めくくりは睡眠。あなたは毎日、どれくらいの睡眠時間を確保していますか？

調査によれば、日本人の睡眠時間は世界的に見てかなり短く、平均睡眠時間は442分で、世界最短なのだそうです（経済協力開発機構 Gender Data Portal 2019）。また、世界17カ国・地域の0～3歳児の総睡眠時間を調べた調査では、日本の子どもの睡眠時間は11時間37分で、やはり世界で最も短いといわれています（J.A.Mindellらの調査、Cross-cultural differences in infant and toddler sleep, Sleep Medicine, 2010）。

睡眠研究の第一人者で、世界初の睡眠障害クリニックを開設したことでも知られるアメリカ・スタンフォード大学のウィリアム・C・デメント教授が提唱した、「睡眠負債」という言葉があります。これは、わずかな睡眠不足も積み重なれば借金のごとく膨らんで健康を損なうことになりかねないという意味で、上手な言い方だと思います。1日6時間程度の睡眠で大丈夫と思っていても、自覚できない睡眠不足に陥っているといわれ、長期的には心身の健康に影響を及ぼすおそれが指摘されています。

睡眠の目的は、脳の休養・メンテナンス、記憶の整理・定着、免疫力の向上などいろいろあります。睡眠ホルモンのメラトニンには、病原体と闘う免疫細胞（T細胞）の増産を指示する役割があり、十分な睡眠をとることで、感染症に対する抵抗力が高まると考えられています。

また、特に最近注目されているのは、アルツハイマー病の原因と考えられている脳の老廃物アミロイドβが、睡眠中に脳内から脊髄液中に洗い流されていること。良質な睡眠は、認知症の主要な原因であるアルツハイマー病を予防してくれる可能性もあるのです。

8-3 「自分仕様のトリセツ」を持とう

一人ひとり違うオーダーメードの体と心を持つ私たちは、それぞれに「自分にとって心地いい状態」というのを持っています。家族構成や仕事、日々の予定などで生活時間も毎日同じというわけにはいきません。それだけに大事なのは、自分の体に対する感受性を磨いておくことだと思います。

お酒だって、この量までは気持ちがいいけれど、「これ以上はやめたほうがいいかな」という程度があるでしょう。睡眠も、ある程度の時間は確保しなければなりませんが、時間だけで良質な睡眠かどうかは計れません。

それは運動についても同じ。適度な運動をすると、筋肉細胞からは体によい影響を与える物質が出てくるようになりますが、逆に筋肉は使わないと筋肉細胞が脂肪細胞になって筋肉量が落ち、体に悪影響を与える物質が分泌されることがわかってきました。だからといって、過度な運動は疲れが残り体を痛めますから、自分にとって最適な運動量を知ることが大事です。

最適な運動量は、年齢や体格によって異なります。健康診断などの折に体組成を計測し、自分の基礎代謝量や筋肉量、また筋肉のつき方などを知っておくと、健康を保つための運動の種類や量を把握する一助になります。加えて、自分がどの程度の運動なら心地よい疲れと快適さを感じるのか、自らの体の感性を養っておくことも大切だと思います。

そうした自分の体に対する感性を磨くことは、あなたならではのストレス解消やリフレッシュ方法を知ることにも役立ちます。運動に限らず、アロマテラピーでもヨガでも音楽鑑賞でもいいのです。自分の体の素直な反応を意識して一日の生活リズムを整えることは、アンチエイジングの大事なポイントです。

9限目　中年期のアンチエイジング

年齢によってアンチエイジングへの取り組み方は異なります。中年期（40歳～64歳）のあなたがまず対処しなければならないのは、メタボリックシンドロームとロコモティブシンドロームです。また、高年期に弱々しくならないために痩せすぎも禁物。詳しく解説します。

9-1　中年の敵はメタボとロコモ

日本では40～74歳の男性の2人に1人、女性の5人に1人が、メタボリックシンドローム（以下、メタボ）またはその予備軍といわれています。

診断基準は、ウエスト周囲径（おへその高さの腹囲）が男性85センチメートル、女性90センチメートル以上で、かつ血圧・血糖・脂質の3つのうち2つ以上が基準値から外れていること。メタボになると動脈硬化が進み、脳梗塞や心筋梗塞など命にかかわる動脈硬化性疾患の発症リスクが上がります。そんなメタボの根本にあるのは肥満。特に内臓脂肪の過剰な蓄積です。

体につく脂肪（体脂肪）は、内臓脂肪と皮下脂肪の2種類に分けられます。文字どおり内臓の周囲についたものが内臓脂肪、皮膚の下についたものが皮下脂肪です。内臓脂肪が怖いのは、血圧を上げるアンジオテンシンⅡ、インスリンの効きを悪くするTNF-α、血栓をつくりやすくするPAI-1、炎症をおこして動脈硬化を促進するIL-6など、体に悪いさまざまな物質を出すからです。

それらが悪さをすることから、おなかがポッコリ出た内臓脂肪型肥満の人は動脈硬化が進み、脳梗塞や心筋梗塞といった動脈硬化性疾患ばかりではなく、脂質異常症、高血圧症、糖尿病などの生活習慣病を重複して発症するリスクも高まります。

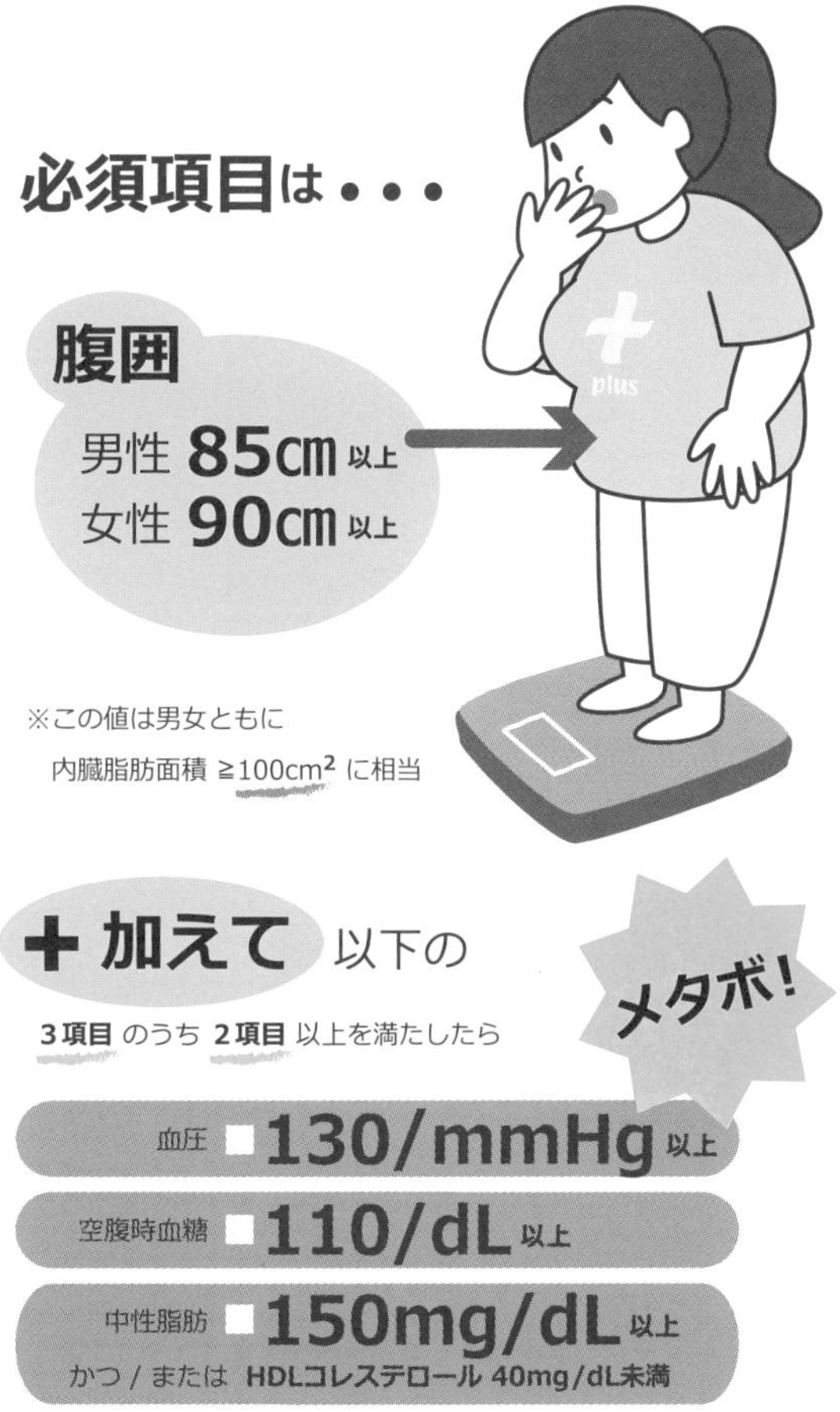

メタボリックシンドロームの診断基準。特に内臓脂肪の過剰な蓄積には注意したい

メタボほどの知名度はないかもしれませんが、同様に用心しなければならないのがロコモティブシンドローム（以下、ロコモ）です。

ロコモは、骨や関節、筋肉など運動器の衰えが原因で、立つ、歩くといった移動の機能が落ちている状態のこと。ロコモが危険なのは、将来的に要支援・要介護になる可能性が高いからです。厚生労働省「国民生活基礎調査」（２０１６年）の結果を見ると、要支援になった要因の上位３位は関節疾患、高齢による衰弱、骨折・転倒で、認知症や脳血管疾患よりも多いのです。

ロコモの主な原因は、加齢に加え、運動不足や逆に過度なスポーツ、無理な姿勢によるけがや障害、肥満、痩せすぎなど多様です。中年期に腰痛で悩む人は多く、膝痛のある人も少なくありません。肥満の人は腰や膝に大きな負担がかかり、痛めやすいため、メタボもロコモの危険因子となります。

１９２ページから、ロコチェックと簡単な体操を紹介しています。そちらを参照し、ぜひ自分のロコモの兆候を知り、対策に役立ててください。

9-2 食べすぎを防いでくれるホルモン

メタボを予防、改善する第一の対策は肥満の解消、つまり減量です。食事のポイントは、高脂肪の食品や炭水化物の食べすぎにも気をつけること。脂肪細胞の中にたまる中性脂肪は、食品に含まれる脂質と糖質（炭水化物）からつくられるので、過剰摂取には注意が必要です。

ただし、無理なダイエットで急に体重を減らすと、筋肉まで落ちたり体調不良になったりすることがあるので、1～2カ月で現在の体重のマイナス5パーセントを目指すのがコツ。体重80キログラムの人ならマイナス4キログラムです。リバウンドを防ぐためにもそれがベストです。

「わかっているけど、ダイエットしようと思ってもつい食べすぎてしまう」とか「食事制限はつらくて続かない」という声もよく聞きます。

そこで知ってほしいのが、レプチンという物質です。レプチンは、脂肪組織でつくられるペプチドホルモンの一種。脳の満腹中枢に作用して食欲を抑える働きを持っています。食事を食べ始めて20～30分すると主に皮下脂肪から分泌され、食べすぎを防いでくれるのです。

昔からよく「早食いすると太る」といわれるのは、レプチンが分泌する前に大量に食べてしまうから、というわけです。


よくかみ、食事を楽しみ味わいながら、ある程度時間をかけて食べることが、食事摂取量を適度に保つための秘訣です。

ペプチドホルモンをつくるためには、大豆製品をはじめとする良質なタンパク質、ナッツ類などに多く含まれるビタミンE、大豆製品やレバー、魚介類のカキなどに多く含まれるミネラルの亜鉛が必要です。これらを含む食品をバランスよく摂取することも心がけましょう。

9-3 痩せすぎも要注意

「痩せたね」という言葉がほめ言葉にとられることが多い日本では、女性や中高年をターゲットとする新聞や雑誌、テレビの広告で、「体脂肪を落とす」とか「ポッコリおなかを引っ込める」といった宣伝文句を見ない日はありません。

ですが、痩せていればいいというわけではなく、低体重も健康的とはいえません。

本書でも何度か紹介しているＢＭＩ（体格指数）は、健康的に痩せようと思うときに多くの人が参考にするもの。算出の仕方をおさらいしておくと、ＢＭＩ＝体重〈キログラム〉÷身長〈メートル〉÷身長〈メートル〉です。

さて、あなたの数値は？

性別や年齢によって目安となる標準値が示されており、大まかに紹介すると、18歳から49歳の標準値は、18・5〜24・9、50歳から59歳は20〜24・9、70歳代以上は

21・5〜24・9となっています。

BMIが標準値よりも高ければ「肥満」、低ければ「低体重」と判定されます。たとえば40歳で身長160センチメートルの人なら、おおよそ47・4キログラムから63・7キログラムまでが普通体重。63・8キログラム以上なら肥満、47・3キログラム以下なら低体重です。

どうしても肥満のほうに目が向きますが、実は低体重にも、さまざまな問題があります。

まず注目したいのは、女性ホルモンの分泌や働きの低下です。女性ホルモンの一つであるエストロゲンは脂肪の中で分解・合成されるため、脂肪が必要以上に減るとエストロゲンも減少してしまい、生理不順や無月経の原因になるのです。

もし体重が普通であっても体脂肪が少なすぎれば、同じように危険。トレーニングで体脂肪を減らしすぎて月経異常がおこることもあるので、最近はホルモンを考慮した女性スポーツ選手の体調管理に関心が高まっています。

また、女性ホルモンには悪玉コレステロールといわれるLDLコレステロールや血糖を調整する働きがあるため、女性ホルモンが不足すると脂質異常症や糖尿病などのリスクが上がります。

さらに、低体重は骨がもろく骨折しやすくなる骨粗しょう症の危険因子であり、筋肉が少ないことから移動の機能が低下し、免疫力を低下させることも指摘されています。

154ページでふれたように、妊婦さんの低体重も要注意です。

妊娠中のBMIが18・5以下だと、赤ちゃんが低体重で生まれる頻度が高くなり、将来、子どもが虚血性心疾患(心筋梗塞など)、糖尿病、高血圧、メタボリックシンドローム、脳梗塞などにかかりやすくなることがわかっています。

10限目　高年期のアンチエイジング

65歳以上の高年期を迎えたら、無理なダイエットなんて命取り。健康寿命を延ばすためにしっかり予防したいのは、要支援・要介護のリスクを高めてしまうサルコペニアやフレイルです。若々しくいるために大切な、のどと目のアンチエイジングも紹介します。

10-1　高年の敵はサルコペニアとフレイル

高年期の人の健康を考えるうえで欠かせないキーワードに、サルコペニアとフレイルがあります。

サルコペニアとは、加齢や病気のために全身の筋肉量・筋力が低下し、足腰が弱ってしまった状態。サルコはギリシャ語で「筋肉」、ペニアは「喪失」という意味で、日本語では「筋肉喪失」と訳されます。サルコペニアになったら要支援・要介護予備軍です。

筋肉は、30代以降になると毎年1パーセントずつ減少していくといわれています。女性の場合は女性ホルモンの分泌量が減少する40代ごろから筋肉も急激に減り始めるとされているので、特に注意が必要です。筋肉量・筋力が低下すると動くことが億劫になり、日常的な活動量が減ります。活動量が減ると空腹にならないので食欲が出ず、食べる量が減って栄養不足になります。

このように、運動不足と相まって筋肉量・筋力が減ってますます動けなくなるという悪循環に陥ると、その先に待っているのは、筋肉や体を動かす機能だけではなく、食べる力などを含む総合的な身体機能や認知機能までもが低下してしまうフレイルです。

フレイルとは「虚弱」という意味で、加齢により心身が老い衰えた状態のこと。そのまま放置すると要支援・要介護はもはや目の前です。

サルコペニアとフレイルは、いまや高年期の人の健康を考えるうえで欠かせないキーワードになりました。なぜなら、これらを防ぐことが、日常的に介護を受けることなく自立した健康な生活ができる「健康寿命」を延ばすことにつながるからです。

サルコペニアとフレイルの予防で最も重要なのが、筋肉量と筋力を減らさないこ

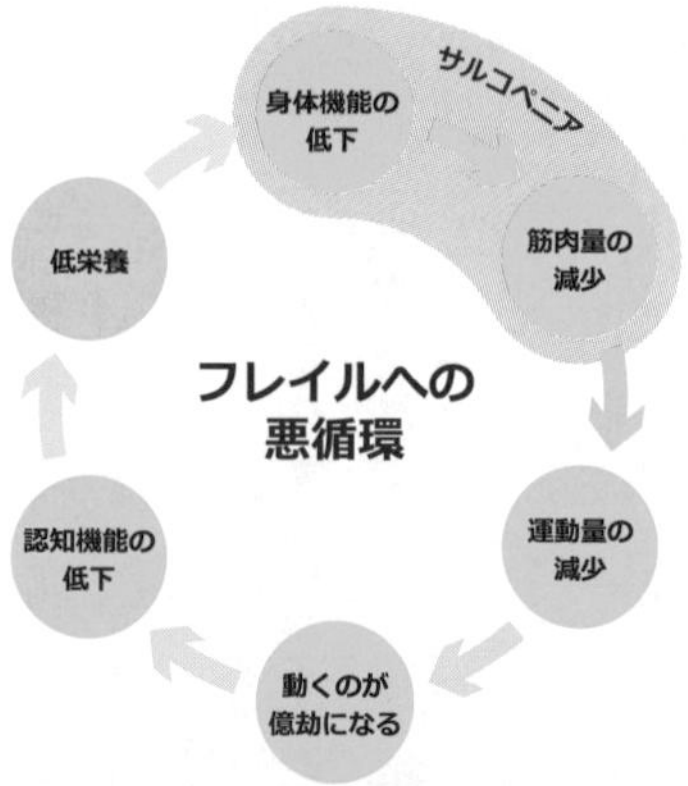

サルコペニアになると日常の活動量が減って食欲が出ずに栄養不足となり、ますます動けなくなるというフレイルへの悪循環が始まってしまう

実践編

と。中年期は肥満によっておこるメタボとロコモを予防するための栄養管理が必要ですが、高年期になったら食事における節制はむしろ逆効果になりかねません。筋肉を失わないために、良質なタンパク質はもちろん、エネルギー（カロリー）も適切に摂取するという、高齢者ならではの栄養管理にシフトすることが求められます。

筋肉量の減少・筋力の低下にともなう身体機能の低下は、加齢による神経組織の減少や運動不足、それに栄養不足が大きな原因です。

筋肉の成分となるタンパク質に加え、カルシウムやマグネシウム、腸からのカルシウム吸収を促進するビタミンDを積極的に摂取しましょう。カルシウムとマグネシウムは骨の健康維持、つまり骨粗しょう症予防という意味でも重要です。

体の仕組みを知り、栄養の大切さを理解し、自分の体の個性に関心を持ち、中年期、高年期、老年期とそれぞれに合う生活習慣を続けること。そうして死ぬ前日まで健やかに過ごせる体づくりこそが、アンチエイジングの究極の目的なのです。

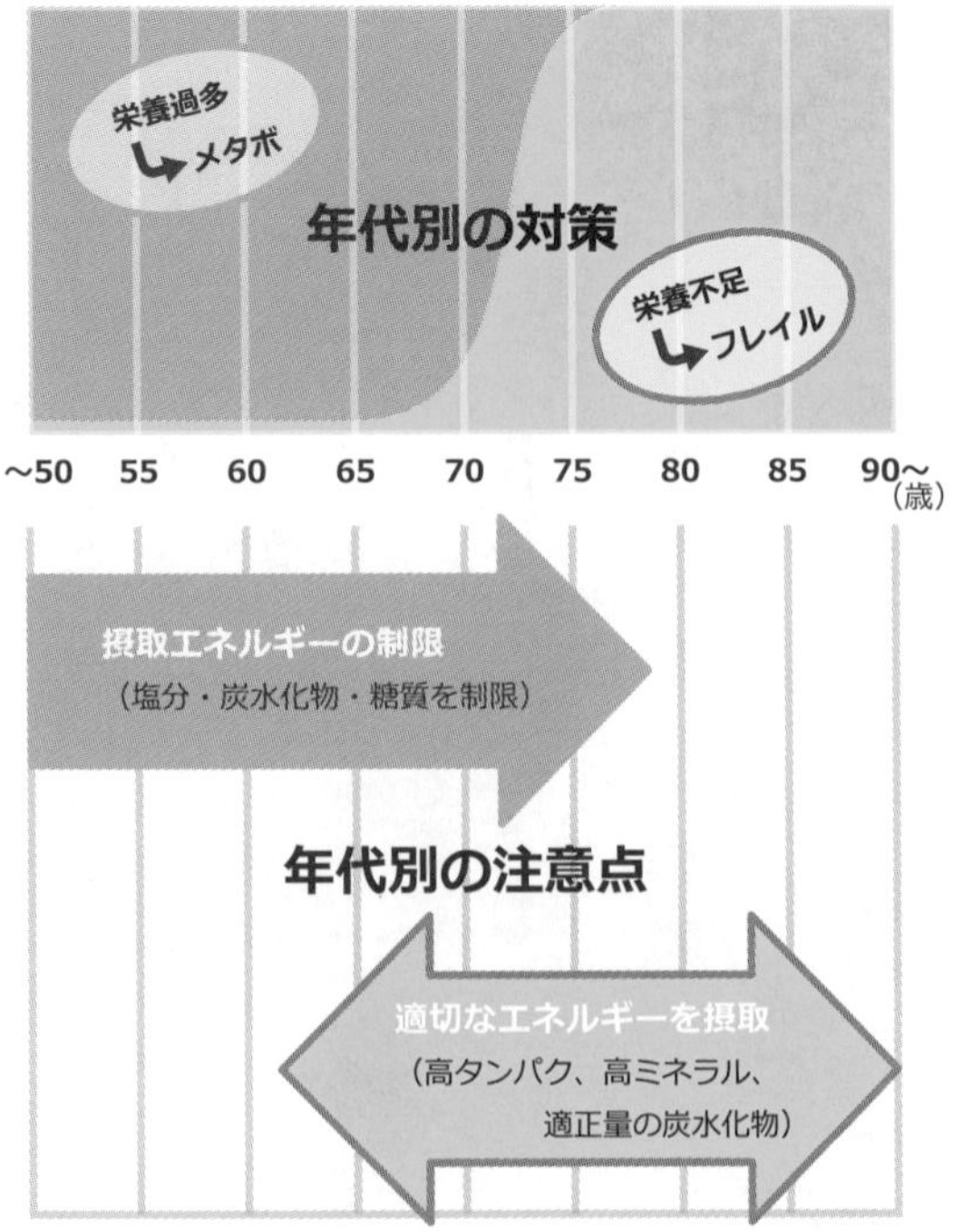

メタボからフレイルへ、年代によって摂取エネルギーについての注意点は変わる

10-2 健康寿命を縮める因子とは

では、具体的にどうなったらサルコペニア、フレイルと診断されるのでしょうか。
まず、サルコペニアは、①筋肉の減少、②筋力の低下、③身体機能の低下が診断のポイントになります。２０１６年に世界保健機関（ＷＨＯ）がサルコペニアを正式な病名とし、治療が必要な疾患として認めました。日本では17年に国立長寿医療研究センターと、医療、介護や福祉、医学研究者などからなる日本サルコペニア・フレイル学会が診断などのガイドラインを発表しました。

その基準を紹介しましょう。

1　筋肉の減少
下腿の周囲長（太さ）が、男性は34センチメートル未満、女性は33センチメートル未満の場合、筋肉が減少している可能性が高い。

＊下腿の太さが以前とそれほど変わらなくても、筋肉が脂肪に置き換わってサルコペニアになっている場合があります。

2　筋力の低下

握力が、男性は28キログラム未満、女性は18キログラム未満の場合、筋力が低下している可能性が高い（握力が18キログラムあるという目安は、ペットボトルのキャップが開けられる程度の力）。

3　身体機能の低下

イスから5回立ち上がるテストで12秒以上かかる場合、身体機能が低下している可能性がある。

フレイルについてはサルコペニアのように統一された診断基準はありませんが、

①体重減少、②主観的疲労感、③日常生活活動量の減少、④身体能力（歩行速度）の減弱、⑤筋力（握力）の低下が、判断のポイントになります。

①〜⑤の背景にあるのは、食が細くなる、腸からの栄養の吸収が悪くなる、細胞の機能の衰えからとり込んだ栄養をうまく使えなくなるという、食に関する老化現象が招く「低栄養」です。

太ももの断面図

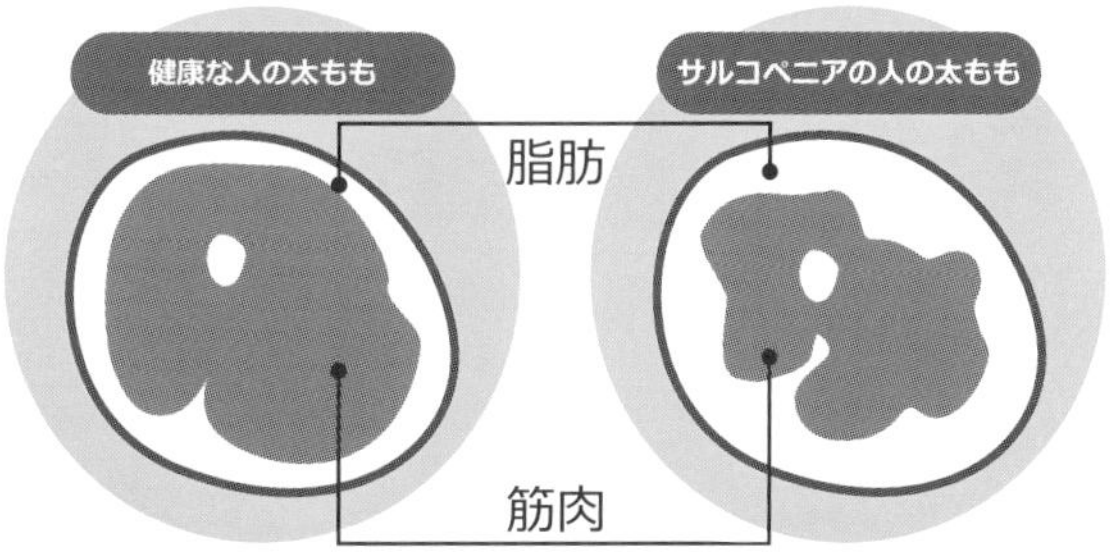

健康な人とサルコペニアの人では、下腿部だけでなく太ももの筋肉量も大きく違う

10-3 筋肉を減らさないための食事と運動

フレイルまでくると、自分も周囲も「衰えた」と気づきますが、サルコペニアは特に初期の場合、あまり自覚がないこともあります。

「この年なんだから、若いときよりも多少は衰えるのは年相応」なんて考えて油断していると、想像以上に筋肉量・筋力が低下し、実年齢よりも老化が進んでいたということになりかねません。知らず知らずのうちに歩行能力が低下し、ある日、転んで骨折、そのまま要介護に……という例も決して珍しくないのです。

サルコペニアやフレイルを防ぎ、筋肉量・筋力を保持して健康寿命を延ばすためには、良質なタンパク質とともにエネルギー（カロリー）も適切に摂取する栄養管理が大切です。

タンパク質摂取の必要量は、成人の場合1・0〜1・2グラム／キログラム（体重）

のところ、低栄養のリスクがある高年期の人の場合は1・2〜1・5グラム／キログラム（体重）。体重50キログラムの人なら、1日60〜75グラムとる必要があります。高齢者は肉を食べよといわれますが、そのとおり。ちなみに、卵1個には6・8グラム、納豆1パックには6・6グラム、鶏ムネ肉4分の1枚には14・9グラム、鮭小1切れには15・7グラムのタンパク質が含まれています。

高齢になれば、誰でも食べられる量が減ってきます。そうなったらもうダイエットからは無罪放免。筋肉を減らさないための食事と運動を心がけましょう。

そして、いつまでも若々しいアクティブシニアを目指しましょう。

10-4 のどのアンチエイジング

老化は口と目から始まるといわれています。

いつまでもおいしく食べられるために、口のアンチエイジングで定期的な歯科検診とともに欠かせないのは、のどを鍛えておくこと。「のどトレ」という言葉もよく見かけるようになりました。飲み込む力が衰えてくると、食べたものが気管に入ってむせやすくなります。なぜそうなるのか、簡単に説明しましょう。

のどの奥には「喉頭蓋《こうとうがい》」というフタがあります。これが、ものを飲み込むときに気管の入り口をふさぐため、食べ物や飲み物はスムーズに食道へと誘導され、気管に入り込むことはありません。でも、のどの筋肉が衰えると喉頭蓋の動きが悪くなり、むせることが増えてくるのです。

食べたものの一部がのどの奥にたまり、横になったときに気管に入り込むこともあります。それでも、のどのセンサーが働き、咳き込むことができれば肺には入らず、もし入ったとしても免疫力が十分なら肺炎をおこさずにすみます。

のどの力がさらに衰え、免疫力も低下すると、知らないうちに食べ物などが肺に入って炎症をおこし、誤嚥性《ごえんせい》肺炎を発症させてしまいます。誤嚥性肺炎というと、介護の必要な高齢者の病気だと思っている人も多いようですが、そんなことはありません。

飲み込む力は50代ごろから徐々に低下しています。「このごろむせやすいな」とか、食事の後に声がかすれるといった症状があるとしたら、それは飲み込む力が衰えているサイン。声が弱々しくなってきたというのも同様です。

飲み込む力の衰えとほぼ同時におこるのが、かむ力の低下や、唾液の減少です。かむ力は、かむための筋肉や舌を動かす筋肉の衰え、虫歯や歯周病による歯の健康状態悪化などにより低下します。

また、唾液の減少は免疫力の低下も招きます。唾液には１００種類以上の成分が含まれていますが、その1つである免疫グロブリンA（IgA）には強い抗菌作用があり、有害な細菌やウイルスが体内に入るのを防いでいます。よくかんで食べることには、消化の促進や食べすぎ防止のほかに、感染予防という大切な効果もあるのです。

のどのアンチエイジングとして最も簡単で効果的なのは、歌を歌うこと。飲み込む力やかむ力に関係する筋肉が鍛えられ、心肺機能を高める効果もあります。家族との会話や友人とオンラインなどでおしゃべりする機会を増やすのもよいでしょう。

ところで、オーラルフレイルという言葉を聞いたことがあるでしょうか。オーラルフレイルとは、日本歯科医師会により「口に関するささいな衰えを放置したり、適切な対応を行わないままにしたりすることで、口の機能低下、食べる機能の障がい、さらには心身の機能低下まで繋がる負の連鎖が生じてしまうことに対して警鐘を鳴らした概念」です（「歯科診療所におけるオーラルフレイル対応マニュアル2019年版」）。

口やのどの健康を保つことは、全身の健康維持の必須条件なのです。

10-5 目のアンチエイジング

目の老化というと、すぐに思い当たるのが老眼。きちんと診断を受けて適切なメガネをかけることが大切です。

ここで紹介しておきたいのは、近年のアンチエイジング分野でも重要視されている目の疾患、黄斑変性症《おうはんへんせいしょう》です。

黄斑変性症には2種類あり、1つは網膜の下に毛細血管がつくられ、そこから血液成分が出て網膜を押し上げることで部分的な剥離をおこしてしまうタイプで、こちらは最近、治療法が開発されました。

血管に色素を入れて目にレーザーを照射し、血管から漏れ出た色素と反応させて、その部分を凝固させることで治す方法で、このタイプの黄斑変性症であれば完治できるようになりました。

ところが、もう1つは網膜に細胞死がおこることで発症するタイプで、残念ながら原因不明で、まだ治療法がありません。

アンチエイジングに関する最新の研究では、目の網膜には必須脂肪酸であるDHAが大量に含まれており、黄斑変性症はそのDHAが酸化することで生じ、ビタミンEに予防効果があると報告がありました。

ビタミンEはベニバナ油などの植物油、小麦胚芽、アーモンドなどの種実類に多く含まれています。日ごろから、こうした食材をとり入れるとよいでしょう。

11限目　続けられる運動習慣

健康づくりだけではなく美しく若々しくいるためにも、適切な運動はぜひ毎日の生活の中で習慣にしたいもの。ですが、続けられなくては意味がありません。無理なく習慣化できる運動と、健康寿命を延ばすために大切なロコチェックやロコトレも紹介します。

11-1　日常に有酸素運動とストレッチを

アンチエイジングのためのトレーニングとして行う運動は、大まかに有酸素運動、筋肉トレーニング、ストレッチの３つに分けられます。このうち有酸素運動は、運動にともなう呼吸で体内に酸素を循環させ、脂肪や糖質を燃焼させるもの。主に心肺機能を強化して全身の持久力を向上させる効果と、減量効果があります。

全身の持久力とは、長時間にわたり全身を動かし続けられる力のこと。向上させると毛細血管が発達し、筋肉の中に流れ込む血液の量が増えます。流れ込む血液が増えれば、その分、酸素も多く運ばれるようになり、筋肉を長時間動かせるようになります。その結果、疲れにくくなるので活動的になり、生活習慣病やフレイルの予防にもつながるのです。全身の持久力があると、心臓の血管にかかわる疾患や、それが原因で死亡するリスクが減ることもいくつかの研究で明らかにされています。

有酸素運動に適しているのは、ジョギングや早足でのウオーキング、サイクリングなど、一定のリズムで呼吸できる程度の運動。減量のためには1日合計20分程度で効果があるといわれていますが、全身持久力の向上を目指すなら、毎日1時間程度行うのが理想です。運動習慣のない人は、まず15分、次に30分、そして1時間と、徐々に増やしていくとよいでしょう。

一方、無酸素運動の筋肉トレーニングは、筋肉に対して短時間に高い負荷をかけていくもので、筋肉をつけたいと思っている人向きです。姿勢がよくなり、見た目にカッコよい体をつくることができます。また、有酸素運動の効果を高め、基礎代謝を向上させてコリやむくみ、冷え症に効果があります。ですが、無理は禁物。疲労の蓄積による筋力や免疫力の低下、筋肉痛や腰痛に気をつけましょう。


運動の前後には、準備運動と整理体操として、ストレッチをしましょう。

準備運動には、体温を上げて筋肉や関節を動かしやすくして、けがを予防する効果があります。ラジオ体操など、血行を促して筋肉や関節の可動域を広げる動的ストレッチがおすすめです。一方、整理体操は筋肉の緊張をほぐして疲労物質を排出しやすい状態にすることが目的。体温が下がって筋肉が硬くなる前に筋肉をゆっくり伸ばして数十秒キープする静的ストレッチをすることで、心臓や肺に余計な負担がかかるのを防ぐこともできます。

11-2　ロコチェックとロコトレ

さて、張りきって運動を、という前に、骨や関節、筋肉など運動器の衰えから歩行など移動機能が落ちるロコモティブシンドローム（ロコモ）の兆候を確認しておきましょう。

ロコモの主な原因は、加齢、運動不足、過度なスポーツや無理な姿勢によるけがや障害、肥満、痩せすぎなど多様です。

次の7項目からなる自己診断「ロコチェック」で、自分にロコモの兆候があるかどうかをチェック。1つでも当てはまる項目があれば、運動器が衰え、ロコモになっている可能性大です。

1　片脚立ちで靴下がはけない

2　家の中でつまずいたりすべったりする

3　階段をのぼるのに手すりが必要である
4　家のやや重い仕事（掃除機の使用、布団の上げ下ろしなど）が困難である
5　2キログラム程度の買い物（1リットルの牛乳2パック程度）をして持ち帰るのが困難である
6　15分くらい続けて歩くことができない
7　横断歩道を青信号で渡りきれない

いかがですか？　1つでも当てはまった人は、「ロコモ度テスト」（日本整形外科学会公式ロコモティブシンドローム予防啓発公式サイト https://locomo-joa.jp/check/）で、さらに詳しく自身がどの程度なのかを調べてみましょう。

同サイトでは、ロコモの改善や予防に効果的な「ロコトレ」も掲載しています。次のページで、その中からバランス能力をつける片脚立ちと下肢の筋力をつけるスクワットを紹介しておきます。

片脚立ち

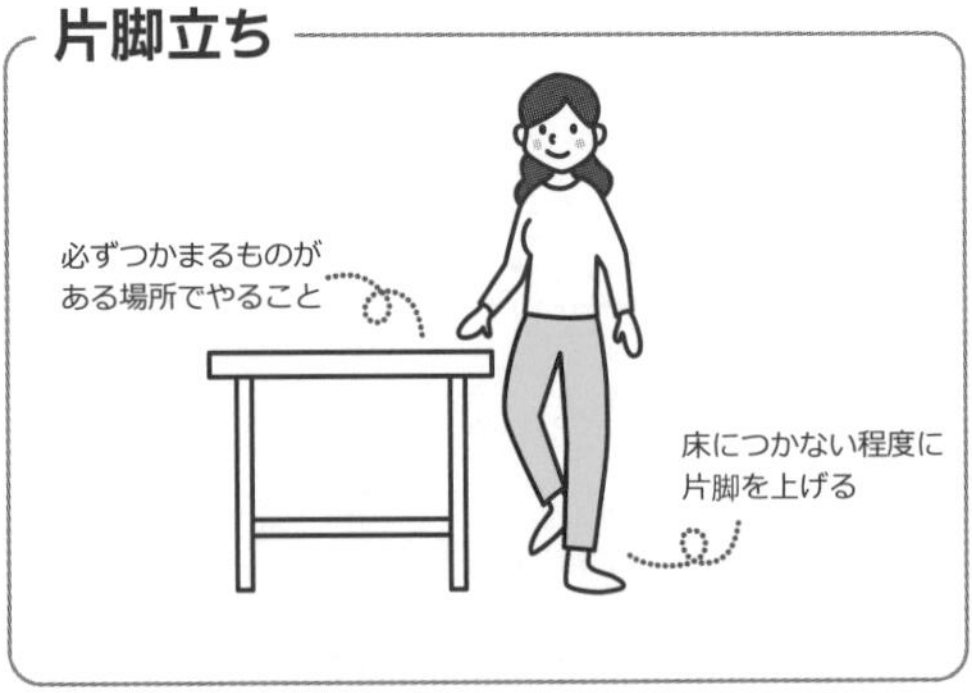
必ずつかまるものが
ある場所でやること
床につかない程度に
片脚を上げる

（左右1分間ずつ、1日3回）

バランス能力をつける効果がある。転倒しないように、必ずつかまるものがある場所で行い、床につかない程度に片脚を上げる

スクワット

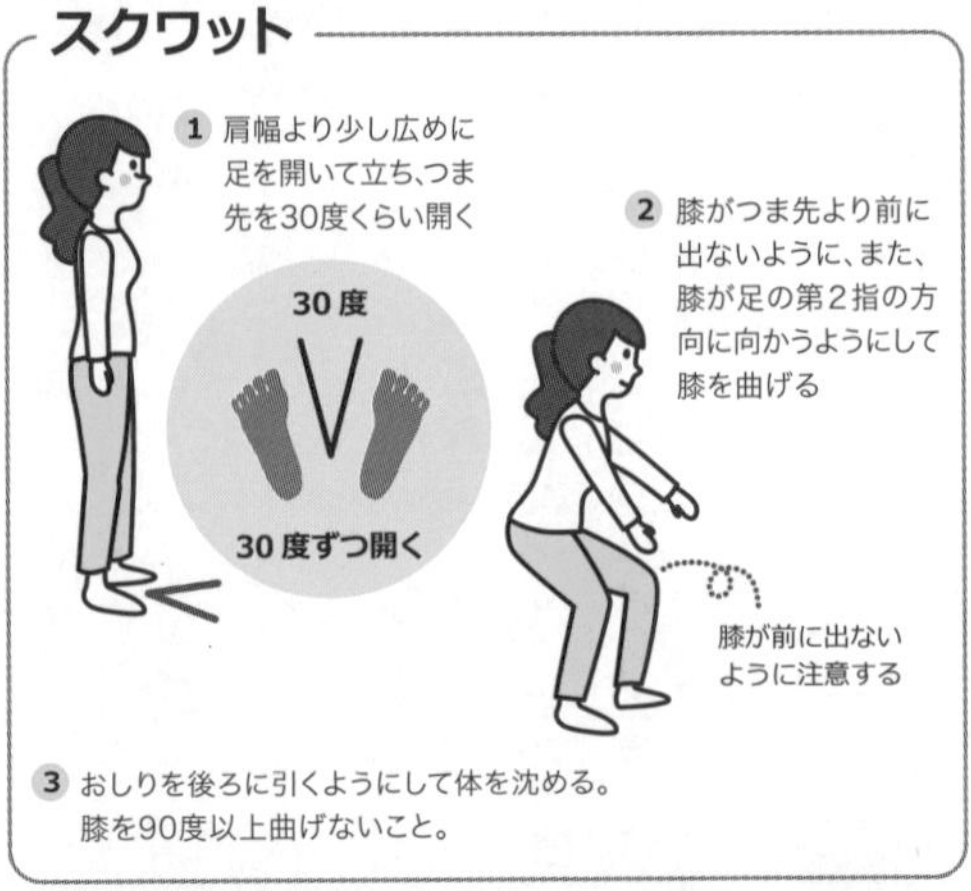
1 肩幅より少し広めに足を開いて立ち、つま先を30度くらい開く
30度
30度ずつ開く
2 膝がつま先より前に出ないように、また、膝が足の第2指の方向に向かうようにして膝を曲げる
膝が前に出ないように注意する
3 おしりを後ろに引くようにして体を沈める。膝を90度以上曲げないこと。

（深呼吸するペースで5～6回繰り返す、1日3回）
下肢の筋力をつける効果がある。一連の動作は息を止めないように行う

11-3 おしりと足の筋肉を鍛えよう

高齢になってから要支援や要介護といった認定を受けた人の要因を調べると、認知症や脳血管疾患より、むしろ運動器の障害のほうが多いとの結果があります。健康寿命を延ばすためにも、日ごろから足腰の筋肉を鍛えておくことが大切です。

全身の筋肉の約7割は下半身にあります。特に大臀筋《だいでんきん》と大腿四頭筋《だいたいしとうきん》は大きな筋肉なので、これらを鍛えると全身の筋肉量を増やすことができます。

歩く動作に欠かせないこれらの筋肉は、弱ってしまうと歩行能力が大きく低下します。大臀筋と大腿四頭筋、足を横に踏み出すときに働く中臀筋《ちゅうでんきん》や小臀筋《しょうでんきん》、太ももを上げるときに働く大腰筋《だいようきん》および腸腰筋《ちょうようきん》を鍛えることが、力強く歩ける体をつくり、高齢になっても行きたいところへ自分の足で行ける人生につながります。

足の筋肉を鍛えることは血液循環をよくし、足のむくみも改善します。

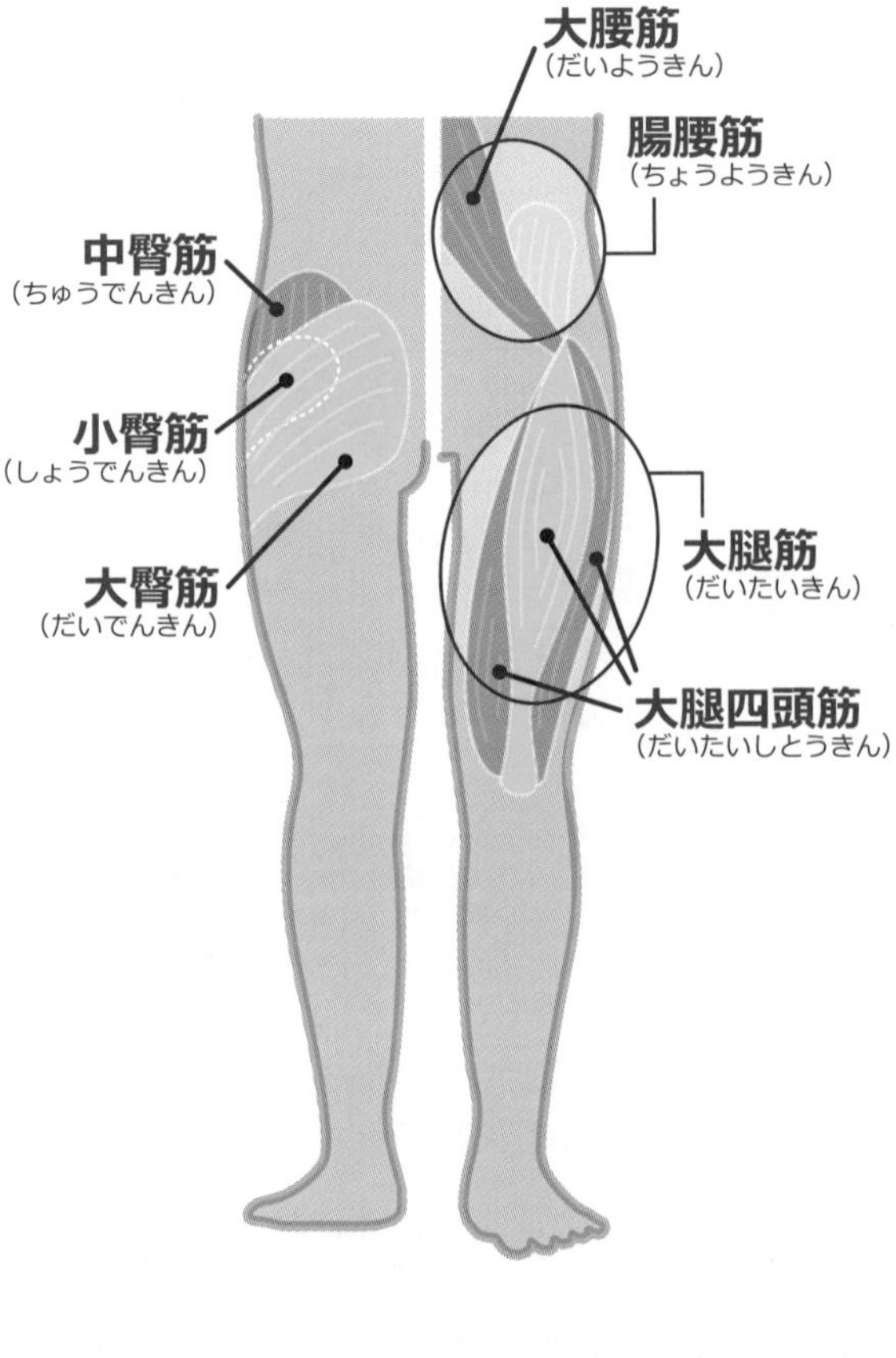

全身の筋肉の約7割は下半身にある。大臀筋と大腿四頭筋、足を横に踏み出すときに働く中臀筋や小臀筋、太ももを上げるときに働く大腰筋と腸腰筋を鍛えると、長く歩ける体づくりにつながる

「足は第2の心臓」といわれますが、その理由は、足にも心臓と同じようなポンプの働きがあるから。心臓は全身に血液を送り出すポンプですが、足は血液を心臓に送り戻すためのポンプです。足は心臓から最も遠いところにあり、また重力の影響もあって、心臓の力だけでは血液が十分に戻りません。立ったり座ったり歩いたりすることで足の筋肉が収縮と弛緩を繰り返し、ポンプのように働いて血流を促しているのです。これを「筋ポンプ作用」といいます。

足の筋肉量が減り筋力が低下すると、この筋ポンプ作用が弱まって足がむくみやすくなります。

これらの筋肉を鍛えるために最も効果的な運動はスクワットです。スクワットで鍛えられるのは、主に大臀筋、大腿四頭筋、ハムストリングス（太ももの裏側）、ふくらはぎの筋肉、大腰筋、背中の筋肉です。さらに、両足を肩幅よりも広げるワイドスクワットを行うと、太ももの内側の筋肉や腸腰筋、中臀筋も鍛えられます。

足腰を鍛えるとおしりもキュッと上がり、見た目も若々しくなります。

スクワット

1 足は外側 30 度くらいに開く

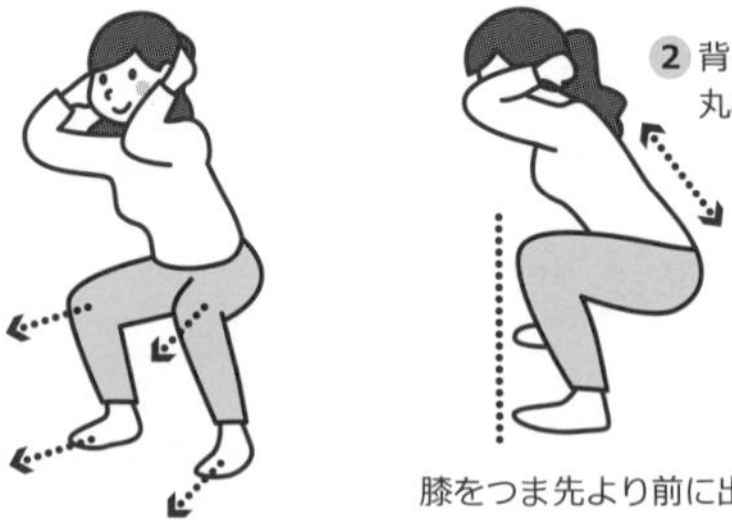

2 背中を丸めない

膝をつま先より前に出さない

3 つま先と同じ向きに膝を曲げる。おしりを後ろに引くようにして体を沈める

ワイドスクワット

1 足は外側に 45 度くらいに開く

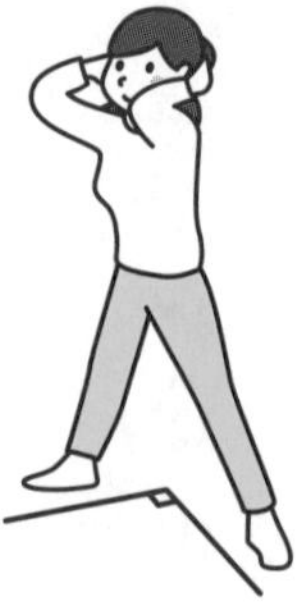

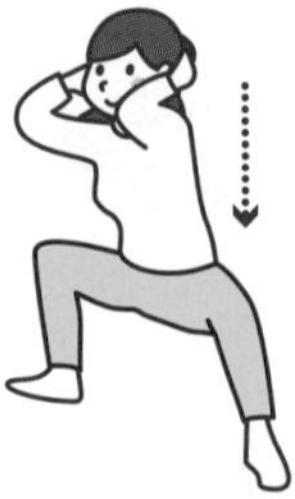

2 背中をまっすぐにしたまま、太ももと床が平行になる程度までゆっくり体を沈め、元の状態までゆっくり戻る

スクワットに加え、ワイドスクワットを行うと太ももの内側の筋肉や腸腰筋、中臀筋も鍛えられる

11-4 姿勢がよくなる体幹トレーニング

体幹とは、読んで字のごとく体の幹、つまり胴体のことです。体幹トレーニングは、胸、おなか、背中、おしりといった胴体の内部にあるインナーマッスルを鍛えるもので、アスリートも取り入れています。これらの筋肉は、姿勢を保ち、立つ、座る、歩く、走るといった動作で重要な働きをしています。姿勢や動作が年老いて見えてしまうとしたら、それはこれらの筋肉が衰えていることになります。

体幹トレーニングのメリットは、まず姿勢がよくなること。姿勢を保つ背筋や腹筋、インナーマッスルが鍛えられ、上半身をしっかり支えられるようになります。

体幹の筋力が衰えると内臓が支えきれなくなり、おなかが出やすくなります。体幹トレーニングで内臓が正しい位置に戻ると、ポッコリおなかや便秘の改善なども期待できます。ほかにも、体幹がブレなくなり、首、肩、股関節、膝などに負担がかかりにくくなる、骨盤が安定する、深い呼吸ができるなど、さまざまな効果があります。

体幹を鍛える簡単な体幹トレーニングを2つ紹介しましょう。

1つ目はドローイング。仰向けになって膝を立て、鼻から息をゆっくり吸いながらおなかを膨らませ、息を口からゆっくり吐いておなかをへこませます。最後に肺から空気がなくなるくらい絞り出すのがポイントです。

2つ目は、背中やおしり、ハムストリングスなど、体の後ろ側の筋肉を鍛えるヒップリフトです。やはり仰向けになって膝を立てて手のひらを床につけ、足を肩幅に広げておしりを浮かせ、呼吸を止めずに30秒キープします。

運動の効果を上げるポイントは、正しい姿勢、呼吸を止めない、無理をしない、の3つ。筋肉は何歳からでも増やすことが可能で、1カ月、2カ月と続けるうちに必ず効果を実感できます。運動の努力は、あなたを裏切りません。

ドローイング

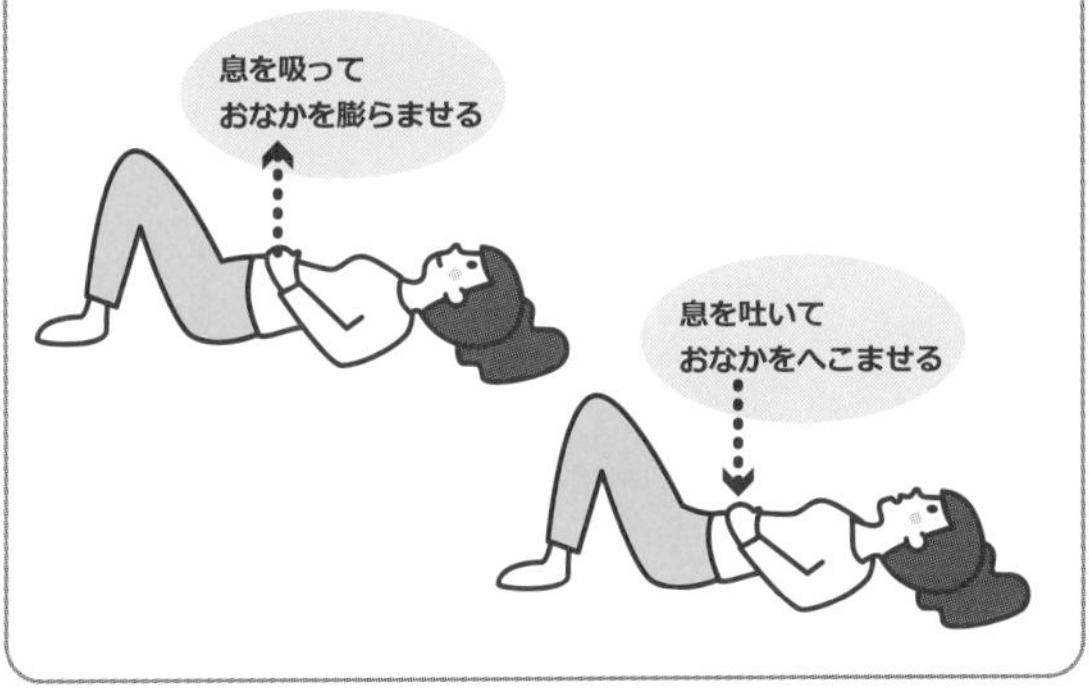

仰向けに寝て膝を立て、鼻からゆっくり5秒間かけて目いっぱい息を吸い、おなかを膨らませる。次に口から息を5秒間かけてゆっくり吐き、おなかをへこませる。最後に肺から空気を絞り出すようにして、さらにおなかをへこませる

ヒップリフト

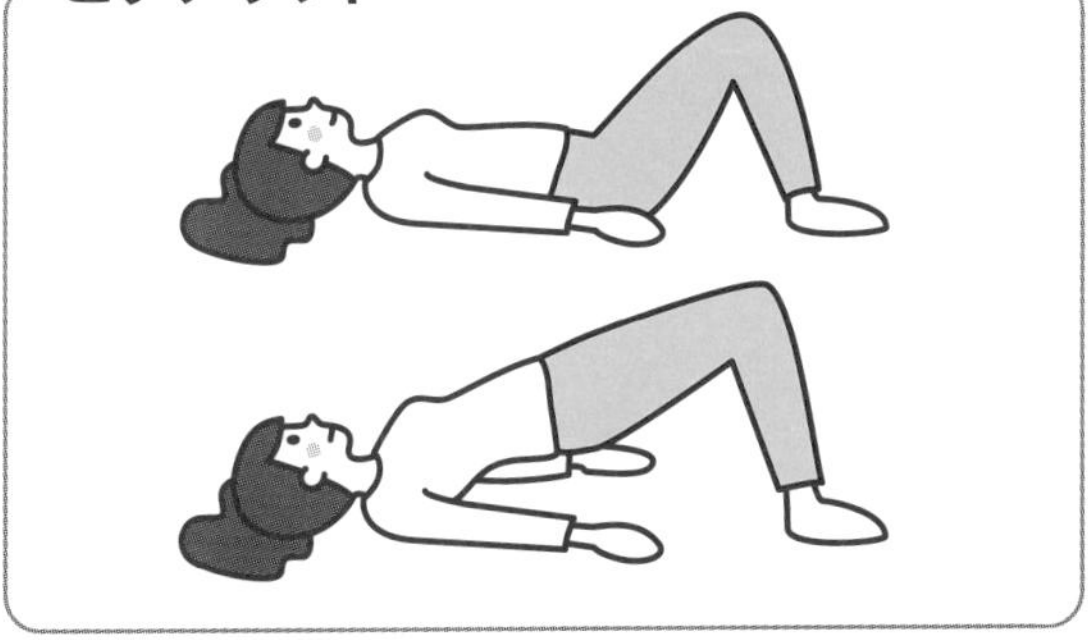

仰向けに寝て膝を立て、肩幅に開く。手のひらを床につける。肩甲骨を支点に、肩から膝までが一直線になるようにおしりを浮かせ、30秒間キープして元に戻る。息を止めないように注意する

11-5 ときにはレジスタンス運動を

レジスタンス運動とは筋力トレーニングの一種で、スクワットや腕立て伏せ、ダンベル体操など、筋肉に抵抗（レジスタンス）をかける動作を繰り返し行う運動のことです。筋肉増強の効果があり、筋肉自体の持久力（筋持久力）が向上して、筋肉を動かし続けられるようになります。

レジスタンス運動により筋肉が鍛えられると、階段の上り下りや買い物袋の持ち運びが楽になり、遠距離を歩けるようになります。さらに、筋肉に付随する骨にも刺激が加わり、骨量の増加や、関節、関節と筋肉をつなぐ腱なども強くなります。

効果的に筋力増強を図るポイントは、軽い負荷をかけ、動かせる限界ぎりぎりまで繰り返すこと。たとえば、ダンベル体操なら楽に持ち上げられる重さのものを使い、回数をこなしましょう。そうした刺激で筋肉線維が適度に傷つき、傷が修復されるときに筋肉が太く強くなります。これ以上はできないというところまで筋肉を追い込むことが大切です。ただし、くれぐれも無理はしないでください。

レジスタンス運動は、負荷をかけた部分の筋肉にのみ効果があります。スクワットなら大腿四頭筋など下半身の筋肉、ドローイングならおなかの筋肉という具合です。それらに加えてぜひ取り組んでほしいのが、背中の筋肉の増強です。背骨を支える脊柱起立筋《せきちゅうきりつきん》には持久力を高める赤筋（遅筋）が多く存在しており、刺激を加えるとエネルギー生成が高まって持久力も向上します。体幹トレーニングで紹介したヒップリフトは、脊柱起立筋の増強にも有効です。

レジスタンス運動は、2〜3日に1回のペースで行いましょう。集中的に負荷をかけた筋肉には、疲労から回復し筋肉線維を修復する時間が必要だからです。そして、運動前後のストレッチと、運動後の栄養補給をお忘れなく。糖質やタンパク質、エネルギー代謝に必要なビタミンやミネラルを摂取し、体内環境を整えておきましょう。

11-6 マインドフルネスとは

最近は海外でもブームになっているマインドフルネス。瞑想を認知療法の枠組みに取り入れたもので、「いま、この瞬間（Now & Here）」に意識を集中し、すべての判断を手放してありのままを受け取る心のありようを指します。

マインドフルネス（mindfulness）という言葉は、もともと仏教の経典で使われている古代インド語のサティ（sati）を英語に訳したもので、日本語にすると、心をとどめておくこと、あるいは、気づきです。

そこから宗教色を取り除き、現代的にアレンジした瞑想法「マインドフルネスストレス低減法（MBSR）」は、アメリカ・マサチューセッツ大学の生物学者・心理学者であるジョン・カバット・ジン博士が、主に身体の痛みを緩和するために開発したものです。

のちに、ストレスの軽減や集中力の強化、不安や怒りなどネガティブな感情をやわらげ、痛みやうつ状態の緩和など、さまざまな効果が得られるとされ、日本や欧米で医療や企業の社員研修などにも取り入れられるようになりました。

MBSRはグループ形式で行う8週間のプログラムですが、その一部は誰でも取り入れられます。最も取り入れやすいのは静座瞑想法でしょう。

イスや床に座って、頭・首・背筋が一直線になるように姿勢を整え、呼吸に意識を集中させます。瞑想を始めると、さまざまな雑念がわいてきます。しかし、それにとらわれず、よい・悪いの判断もせず、呼吸だけに集中して雑念はわいてくるままにしておきます。

1回10分程度から始め、30分くらい集中できるようになれば理想的です。

あまり堅苦しく考えず、仕事や家事や人間関係などさまざまなことで頭の中がいっぱいになっていると感じたときに試してみてはどうでしょう。

12限目　見直したい生活習慣

アンチエイジングにとってよくない習慣があると、せっかく食事や生活リズムに気を付けていても台なしになってしまいます。そんなもったいないことにならないように、ぜひ見直しておきたい習慣を取り上げます。思い当たることがあれば、改善しましょう。

12-1　喫煙は老化を促進させる

いまでは信じられないことですが、昭和40年ごろの男性の喫煙率は8割以上でした。禁煙の啓発活動が進んだ結果、現在の喫煙率は男性27・8パーセント、女性8・

7パーセントです（「全国たばこ喫煙者率調査」日本たばこ産業株式会社、2018年）。

タバコの煙には約4000種類もの化学物質が含まれ、そのうち200種類以上は有害物質。発がん物質も50種類以上含まれています。喫煙は、がん、脳血管疾患、心血管疾患、慢性閉塞性肺疾患（COPD）、結核、糖尿病、歯周病などさまざまな病気の危険因子なのです。

問題は、喫煙者本人が吸う主流煙よりも、周囲の人が吸い込む副流煙に有害物質がずっと多く含まれていること。主流煙を1とした場合、副流煙に含まれるニコチンは2・8倍、タールは3・4倍、一酸化炭素は4・7倍といわれています。

これらの物質を吸い込むと活性酸素が大量に発生し、細胞の老化が進みます。その代表格であるニコチンは、皮膚に栄養を供給する血管を収縮させ、メラニン色素の代謝にかかわるビタミンCを破壊する作用があります。長年タバコを吸い続けた人は、肌の老化により、「スモーカーズフェイス（喫煙者顔貌）」と呼ばれる特有の顔つきになりやすいことがわかっています。

一卵性双生児で片方は喫煙者、もう片方は禁煙成功者という人たちを調べたアメリカの研究があります。ケース・ウェスタン・リザーブ大学形成外科部門のバーマン・ガイアロン医師を中心にした研究チームが18歳から78歳の双子79組を対象にして行ったもので、2013年に学会誌に結果を発表しました。

それによると、喫煙者の3分の1がスモーカーズフェイスになっていたとのこと。特に、上まぶたの下垂、目の下のタルミ、頬の皮膚のゆるみ、ほうれい線のシワ、歯や歯茎の着色（黄ばみ）、口臭、白髪、頭髪の脱毛（薄毛）などが顕著だったようです。副流煙でも同様のリスクがあります。

2020年4月、健康増進法の一部を改正する法律が全面施行され、国および地方公共団体に、望まない受動喫煙が生じないよう措置の推進が求められることになりました。

その結果、多数の利用者がいる施設、旅客運送事業船舶・鉄道、飲食店などは原則、屋内禁煙、病院や学校などでは敷地内禁煙になりました。

喫煙者は減りつつありますが、まだ男性で約3割、女性でおよそ1割ほどの喫煙率がある日本では、副流煙の被害に遭いやすい環境といえるでしょう。喫煙している人には、周囲の人に副流煙の害が及ばないよう十分な配慮が求められます。

12-2 飲酒は適量を楽しむ

お酒は百薬の長ともいわれ、適度な量なら血流促進、ストレス解消、リラックスなどの効果があるとされています。

適度な量とは、1日平均、純アルコールで20グラム。お酒に換算すると、ビール中瓶1本、日本酒1合弱、酎ハイ（7パーセント）350ミリリットル缶1本、ウイスキーならダブル1杯、ワイン200ミリリットルに相当します。

これ以上の量を日常的に飲んでいると、お酒は劇薬に。脳血管疾患、心血管疾患、糖尿病、高血圧、脂質異常症、がんなど生活習慣病のリスクが高くなり、がんや心血管疾患による死亡率も上昇します。また、眠れないからといってお酒を飲む人もいますが、寝酒は睡眠の質を低下させ、睡眠には逆効果になります。

実は、適度な飲酒をする人と、全くお酒を飲まない人とでは死亡率に差はないという報告があります。少なくとも飲酒が寿命を延ばすというデータはないようです。世界保健機関（ＷＨＯ）は、飲酒が口腔・咽頭・喉頭・食道・肝臓・大腸・女性の乳がんの原因になるとし、また、少量の飲酒でもすぐに顔が赤くなるタイプの人は、アルコールの代謝物質であるアセトアルデヒドにより食道がんのリスクが高くなるとして、注意を促しています。

適量ならいいからと、ストレスを飲酒で紛らわそうとする人もいるかもしれません。お酒で日常的にストレスを解消することは、健康を害することにつながりますので、決しておすすめできません。軽い運動やカラオケ、旅行、友人とのおしゃべり、動物とのふれあいなど、自分なりのストレス解消法を見つけましょう。

何事もほどほどに。これが、アンチエイジング・ライフのコツといえそうです。

12-3 光が刻むシミやシワ

喫煙とともに肌の老化を進める因子となるのが紫外線で、肌のシミやシワ、タルミなどの原因になります。

紫外線にはUV-A、UV-B、UV-Cの3種類があり、それぞれ波長が異なります。UV-Aの波長は320〜400ナノメートル、UV-Bは280〜350ナノメートル、UV-Cは200〜290ナノメートル。波長が短いほど肌に有害といわれていますが、いちばん危険なUV-Cは地上に届いていません。

ただし、近年、地球環境の悪化の現れとして注目されるオゾン層破壊の影響で、標高の高い場所ではUV-Cが確認されています。

日常の生活で注意すべきはUV-AとUV-Bです。皮膚は外側から表皮、真皮、皮下組織という3層構造になっていますが、肌の弾力を保つコラーゲンやエラスチン、保湿力の高いヒアルロン酸があるのは真皮です。

ＵＶ-Ａはこの真皮まで到達し、シワやタルミの原因になります。これを「光老化」といいます。ＵＶ-Ｂは表皮までしか届きませんが、シミやシワ、乾燥の原因になるだけでなく、目の水晶体（レンズ）が濁る白内障にも影響しています。

さらに恐ろしいのは、紫外線が皮膚細胞のＤＮＡ（私たちの遺伝情報を司るもの）を傷つけ、皮膚がんを誘発することです。少し複雑ですが、その仕組みについて説明しておきましょう。

ＤＮＡはＡ＝アデニン（Adenine）、Ｔ＝チミン（Thymine）、Ｇ＝グアニン（Guanine）、Ｃ＝シトシン（Cytosine）という４つの塩基がつながり鎖になっていますが、ＴはＡと、ＣはＧとつながろうとするので２本の鎖になります。それが３００ナノメートル以下の短い波長の紫外線が当たると、同じ鎖の隣同士のＴとＴ、ＣとＣ、ＴとＣがつながってしまいます。これをピリミジンダイマーといいます。

このような〝DNAの傷〟ができると細胞分裂や遺伝子の働きがうまくいかなくなるので、DNAの除去修復という仕組みが発動します。TとT、CとC、TとCがつながった部分を、UVエンドヌクレアーゼという酵素が除去。取り除かれた部分は、別の酵素の働きで修復されます。

傷の大部分はこうしたDNAの除去修復によって回復されますが、一部は残り、細胞の機能低下や細胞死を招きます。

真夏に1時間外にいると、DNAの傷が細胞1個当たり8万個もできてしまうことが知られています。こうした紫外線による光老化は、メラノーマという転移しやすい皮膚がんのリスクも高めます。

紫外線が増えるのは4月ごろから9月ごろですが、冬でも意外と紫外線の量は多いのです。ですから、一年を通して日傘や帽子、サングラスなどを適切に活用し、衣服で体を覆ったり、日焼け止めを上手に使うなど、しっかりと紫外線対策をすることが大切です。

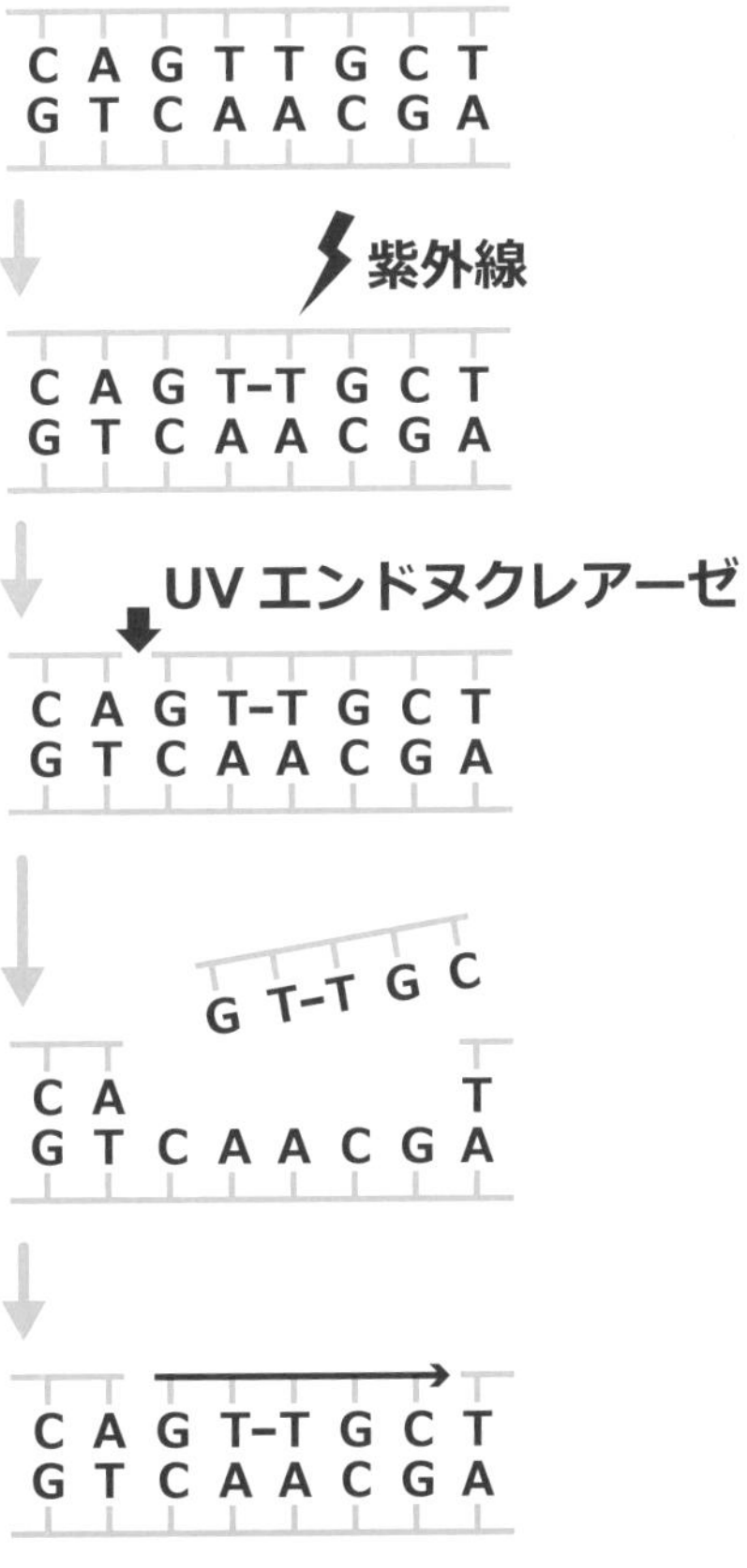

紫外線がDNAに当たるとピリミジンダイマー（TT, CT, CC）ができ、UVエンドヌクレアーゼで修復される

12-4 美しさは内側からやってくる

皮膚は表皮、真皮、皮下組織の３層構造からなっており、女性が特に気にする肌のきめを決定づけるのは表皮です。

ところが、表皮には血管がなく、その下にある真皮から栄養や酸素を受け取っています。真皮には、そのさらに下の皮下組織から血管やリンパ管が伸びており、動脈を通じて栄養や酸素が供給され、二酸化炭素は静脈血で、老廃物はリンパ液によって排出されてきます。

つまり、健康な皮膚をつくるのに必要なものは、すべて体の中から供給されているのです。

皮膚に十分な栄養と酸素が行き渡っていれば、ターンオーバー（皮膚の新陳代謝）が正常になされ、シミができにくくなることも期待できます。

そもそも、健康な皮膚には、外部から体内に異物が侵入するのを防ぐバリア機能が備わっています。そのため、どれほど高価な化粧品であっても成分がみるみる浸透するということは、あまり期待できません。化粧品はいずれも化学的に合成されたものであり、肌トラブルがおきる可能性もあるので、頼りすぎるのは考えものです。

美白や保湿、肌の弾力を増すといった効果をうたう化粧品は数多くあり、値段もさまざまです。正しい用法で根気よく使用すればシミが薄くなるなどの効果を期待できるものもありますが、その程度には個人差があり、全員に同じだけ効果があるとは限りません。有効成分といわれるものが多く入っている高価な化粧品もそれは同じです。

どのような化粧品を使うかあれこれ悩む前に、日ごろの食生活を見直すことが、ハリのある若々しいお肌への近道だということを知っておいてください。

特別講義

どうなる？
未来のアンチエイジング

細胞レベルでわかってきたこと……220
遺伝子レベルでわかってきたこと……223
遺伝子の働き方は変えられる……230
腸内環境は体調の司令塔……234
抗酸化力の強いフィトケミカル……239
酸化をより進めてしまう糖化の正体……242
未来のアンチエイジングはこうなる！……244

老化や寿命には、遺伝子の多様性に加え、さまざまな環境因子が影響を与えていると考えられています。

膨大な遺伝子の全容を明らかにするゲノム解析技術の進捗は、一人ひとりの個性や疾病のリスクなどを明らかにするとともに、アンチエイジングの研究にも結びつき、美しく健康に老いたいと願う人々の生活にも影響を与えつつあります。

本書の締めくくりとなる特別講義では、そうした最新のアンチエイジングに関する情報を解説します。未来のアンチエイジングはどのように進んでいくのでしょうか。

細胞レベルでわかってきたこと

新しい細胞がどんどんつくられて、死んだ細胞に取って代わる新陳代謝は、加齢とともにだんだん衰えていきます。ヒトの細胞分裂回数には限りがあることをアメリカの解剖学研究者であるレオナルド・ヘイフリック教授が発見したのは、1961年。

その後、研究が進み、細胞分裂に限界があるのは、細胞内の染色体末端に存在するテロメアと呼ばれる構造が、細胞分裂のたびに短縮することが原因であることが発見されました。テロメアの長さと、若さや寿命との関係をめぐる研究も盛んになっています。こうしたさまざまな研究成果により、ヒトの老化や寿命には細胞の状態がかかわることが解明されてきました。

では、細胞一つひとつの老化については、どのようなことがわかってきたのでしょう。

ヒトの細胞の中にはさまざまな役割を持つ細胞小器官が存在します。その中のミトコンドリアはエネルギーをつくる場所であると同時に、エネルギーの副産物として活性酸素を発生させ、細胞の死をも制御しています。加齢などによりミトコンドリアの機能が低下するとエネルギー不足になり、細胞が不安定になります。一方、栄養や運動がミトコンドリアの数を増やし、機能を向上させることが知られています。

それでも、加齢とともに細胞自体に傷がつき、その蓄積で機能が落ちてきます。細胞内のDNAに傷が蓄積すると、損傷に応答するシグナルが発せられて細胞は分裂を停止。さらに細胞の老化が進み、老化細胞とか隠居細胞と呼ばれるようになります。

近年、これらの細胞から周りの細胞に傷害を与え、さらに老化を進めるSASP（senescence-associated secretory phenotype）と呼ばれる分泌因子が非常に多く出ることがわかってきました。

代表的なものは炎症性サイトカイン、ケモカイン、増殖因子や細胞外マトリックス分解酵素といった分泌因子です。このうち炎症性サイトカインは、新型コロナウイルス感染症でサイトカインストームという現象を引き起こし、重症化に至らせることでも注目されています（120ページ参照）。
健康で長生きを実現するカギは、SASPによる細胞老化の連鎖を抑え、細胞になるべく傷害を与えないことです。

細胞の表面を囲む細胞膜には、さまざまな物質と結合するレセプター（受容体）が存在することが知られています。ホルモンなどが細胞のレセプターに結合すると、シグナルが細胞内のDNAまで届き、遺伝子の働きを変化させます（シグナル伝達）。

平均的な寿命よりも長寿に変異した動物を調べると、インスリンのシグナル伝達系に異常があり、シグナルがDNAに届きにくくなっていることがわかりました。さらに、抗酸化の働きがより強くなっていることもわかってきました。
この結果からは、インスリンの働きを活発にさせないことが長寿の秘訣であることがわかります。それはつまり、インスリンの分泌を活発にさせないよう、糖質を控えた食事がアンチエイジングにつながることを意味しています。

遺伝子レベルでわかってきたこと

あなたの髪の毛1本や道端にポイッと捨てたチューイングガムについている唾液から、あなたのモンタージュ写真ができる、と言ったら驚くでしょう。

ところが、それが現実になりつつあるのです。最新の技術では、たとえば顔の形や目、鼻などを形づくる遺伝子の突然変異を調べることで、犯人のモンタージュ写真をつくることが可能となり、すでにアメリカでは未解決の事件の犯人特定に役立っています。その前提となるのが、遺伝子解析やゲノム解析といった技術です。

35ページで説明したカセットテープのたとえを思い出してみましょう。カセット全体が細胞の核という場所にある染色体だとすると、磁気テープがDNA、テープの中の音楽が遺伝子に当たる、と説明しました。ちなみにゲノム（Genom）とは、遺伝子（gene）と染色体（chromosome）、もしくは遺伝子（gene）と総体（ome）を組み合わせた言葉で、ヒトならヒト、イヌならイヌというように、いわば〝その生物〟たらしめるために必要な遺伝子のセットです。

ヒトの細胞核にある染色体は46本。23本は父親から、23本は母親から受け継がれたもので、それぞれの染色体は一対になっています。23本のうちの22本を常染色体と呼び、性染色体と呼ばれる残りの1本が男性か女性かを決めています。男性はX染色体とY染色体という異なる染色体を1本ずつ、女性はX染色体をペアで持っています。

染色体に収納されているDNAは、デオキシリボース（糖）とリン酸、塩基から構成され、この1単位が連結して鎖状に伸びています。塩基はアデニン（Adenine）、チミン（Thymine）、グアニン（Guanine）、シトシン（Cytosine）の4種類で、ヒトのDNAはこの4種類の塩基が約30億も並んだ構造をしています。

この塩基の並び順（塩基配列）は、遺伝情報を担う「ヒトの体を構成する設計図」でヒトゲノムと呼ばれ、一般的にゲノム解析といわれるのはこの塩基配列を調べるこ

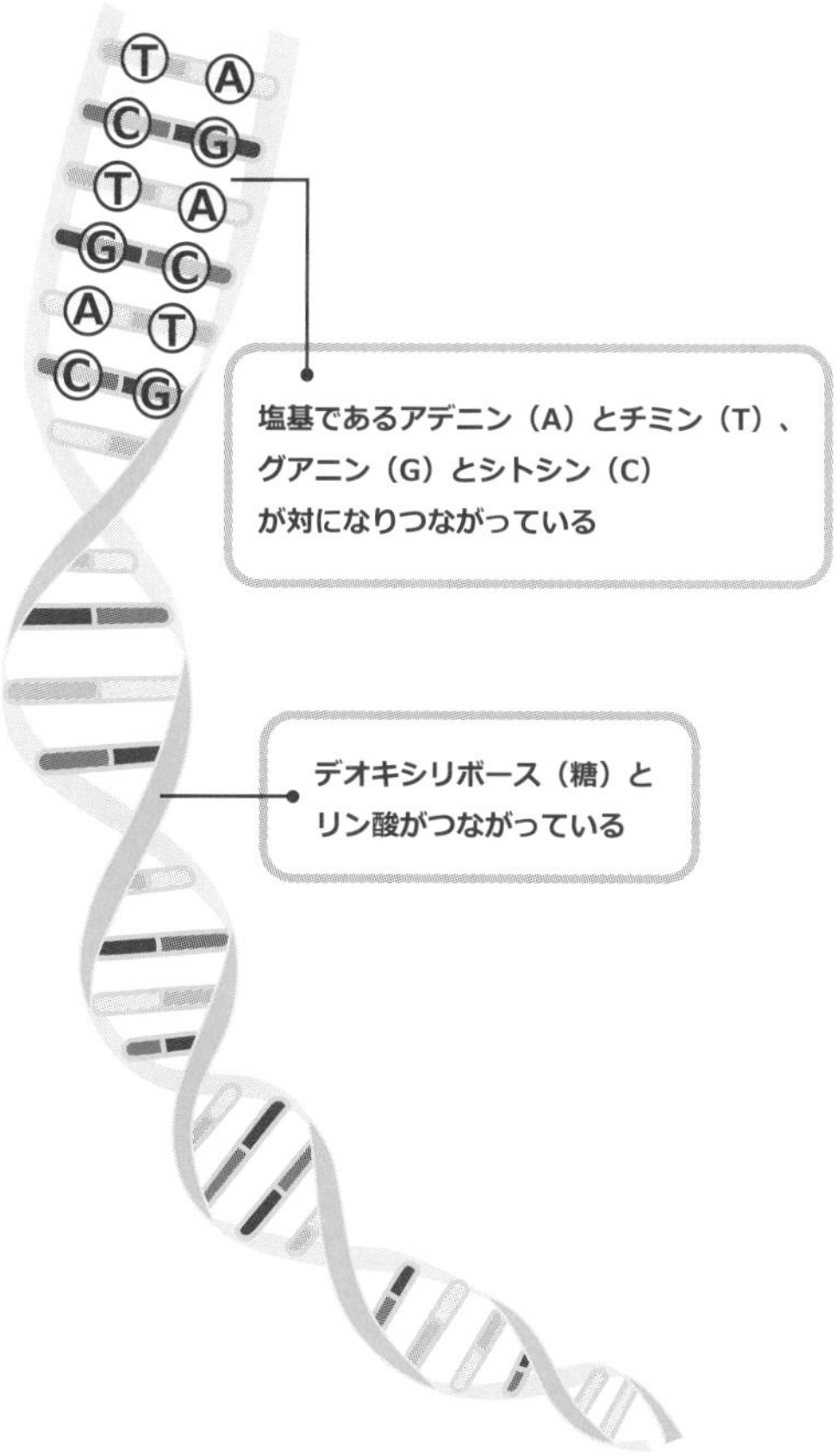
T A
C G
T A
G C
A T
C G
塩基であるアデニン（A）とチミン（T）、
グアニン（G）とシトシン（C）
が対になりつながっている
デオキシリボース（糖）と
リン酸がつながっている

DNAの二重らせん構造は、アメリカの分子生物学者ジェームズ・ワトソンとイギリスの科学者フランシス・クリックによって発見された。このモデルの提唱によってA、T、G、Cという４種類の塩基配列が遺伝情報を担っていることなど遺伝の仕組みが解明され、その後の分子生物学の発展につながった

とです。

2003年に国際的な協力でヒトゲノムの解読は完了し、当時のニュースで大きく報じられました。ですが、DNAの中でヒトの体を構成する設計図の役割を果たす遺伝子の領域は2パーセントほどとされ、その数はいまだに確定していません。18年にアメリカのジョンズ・ホプキンス大学のスティーブン・サルツバーグ教授らは、ヒトの遺伝子の数を現時点で2万1306個と発表したものの、今後の研究によって変化する可能性もあります。

難しい話が続きますが、ここからは一人ひとりの個性に寄せて考えてみましょう。約30億ある塩基の並びは人類すべて共通なのですが、ある箇所に違う塩基が入っていることがあります。これが突然変異です。

ヒトの体を構成する設計図の役割を果たす遺伝子の領域はDNAの2パーセント

ほど、と話しましたが、生命に重要なかかわりがある遺伝子にこうした突然変異が入ると、遺伝子が働かなくなったり働きが弱くなったりして、遺伝性の病気になることがあります。しかし、それぞれの遺伝子はペアになっているので、突然変異によりどちらかの遺伝子に異常がおこっても、もう１つの正常な遺伝子が働いてくれることが多く、症状が出ないようになっています。

一方、ＤＮＡの中で遺伝子以外の残り98パーセントの領域にも突然変異がおこります。体の形をつくるなど生活に支障がない遺伝子に突然変異がおこると、それは個性として見た目の形や色などに現れます。これらはその人固有の情報として、ＤＮＡ鑑定など個人の判別などにも使われます。

もう少し詳しく見てみましょう。

私たちの細胞の中には、父親由来と母親由来の一対の染色体が存在します。その中にあるＤＮＡも父親と母親で違う箇所に固有な突然変異があります。精子や卵子の元になる生殖細胞では、この一対の染色体の間でランダムな組み換えがおこり、父親由来と母親由来の混合したDNAからなる一対の染色体がつくられます。それぞれの生殖細胞の違ったところで組み換えがおきるので、多くの組み合わせが誕生します。

精子や卵子は、こうした一対の染色体のうちどちらか1本を含み、受精することで一対の染色体になります。このように、遺伝子の突然変異の箇所により表現型に違いが現れることを「遺伝子の多様性」と呼びます。

この突然変異は親から受け継がれると同時に、生後の生活の中でも生じます。それが生殖細胞内でおこれば、次の代に受け継がれることになります。組織・器官・臓器の細胞で働く遺伝子は異なりますが、すべての細胞に「その人固有」の遺伝子がすべて含まれています。ですから、髪の毛や唾液に含まれるDNAだけからでも、30億の全塩基配列を調べて個人を特定し、「あなたの髪の毛1本や道端にポイッと捨てたチューイングガムについている唾液から、あなたのモンタージュ写真ができる」わけです。

解析の技術は進み、いまでは遺伝子のどの部分に突然変異がおこっているかを簡単に知ることができるようになりました。それにかかる費用も10万円ほどまで安価になり、誰もが自分の塩基配列の解析（ゲノム解析）に手が届く時代になってきたのです。

技術の進歩により解析のスピードが上がったことで、私たちの容姿や性格を左右する情報や、病気から体を守る働きの強さなども遺伝子のレベルで知ることができるようになりました。

私たちが将来にわたりかかりそうな疾病を予測して予防したり、一人ひとり異なる体質の特徴を明らかにすることで、その人に合う健康管理やアンチエイジングに役立てるなど、世界中でさまざまな応用への試行錯誤が続けられています。

遺伝子の働き方は変えられる

最新の医学的な研究成果で、持って生まれた遺伝子も毎日の過ごし方次第でその働き方を変えられることがわかってきました。

それがエピジェネティクス。遺伝学を意味するジェネティクス（genetics）に対して、後発的に作用するという意味で〝外側〟とか〝離れて〟を意味する「エピ」をつけ、エピジェネティクス（epigenetics）と呼ばれています。

これは医学会でも話題になった「DNAのメチル化」や、「ヒストン（DNAが巻きついているタンパク質の一つ）のアセチル化」といわれます。

専門的でかなり難解なので詳しい説明は省きますが、従来の遺伝学でいわれるところの突然変異ではありません。遺伝子そのものは変わらないままに、環境によって化学的に「修飾」されて働き方が変わる現象です。

エピジェネティクスの影響は一時的なものもあれば、次の世代に受け継がれるものもあります。

胎児は母体と「へその緒」でつながることで、栄養を供給する母親の環境から影響を受けることになります。そのため母親からもらった栄養の質によって、メチル化やアセチル化の量にも影響が出てきます。

また、遺伝子の変化は心のありようからも影響を受けるようで、孤独感を持つ人は炎症に関係する遺伝子の働きが活発になり、免疫や抗ウイルスの遺伝子の働きが落ちるというデータもあるそうです。

加齢や悪い食生活は、ＤＮＡのメチル化やヒストンのアセチル化といった遺伝子が修飾される箇所を増やし、それにより遺伝子の働きが落ちていきます。そうした負の影響に関して、私は特に食生活などの生活習慣が大きく影響すると考えています。

生活習慣病を例に説明しましょう。生活習慣病とは、文字どおり生活習慣・生活環境が原因で発症する病気のこと。食べすぎや運動不足が続くとやがて肥満となり、メタボリックシンドロームへ、さらに糖尿病や脂質異常症へとつながっていきます。
塩分をとりすぎれば高血圧になり、肥満と塩分のとりすぎが重なると腎臓病のリスクが上がります。塩分のとりすぎはまた、胃がん発症リスクを上げることもわかっています。

ところが、同じような生活習慣なのに、これらの病気になる人とならない人がいます。なぜでしょう。

まずは、生活習慣病になりやすい遺伝子の有無があります。でも、それだけではありません。たとえば生活習慣病になりやすい遺伝子を持っていても、よい生活習慣が身についていれば生涯健康に過ごすことは可能です。逆に、せっかく生活習慣病になりにくい遺伝子を持っていたとしても、悪い生活習慣を長年続けていれば、やがて生活習慣病を発症します。

生活習慣病予防の基本は食事と運動で、とりわけ重要なのが食事です。遺伝子の特徴に合う食事、たとえば太りやすい遺伝子があるなら糖質や脂肪を控えるとか、アルコール分解にかかわる遺伝子が欠けていれば飲酒は控える、といった自分の体質に合う食事を心がけることで体内環境が変わります。

その結果、生活習慣病発症にかかわる遺伝子の働きにブレーキがかかる——これがエピジェネティクスの仕組みです。

一方で、最近の研究では一部の栄養素や機能性食品、その代謝産物が、環境因子の情報を伝えるシグナル伝達系を介し、がんの抑制などの機能を持っていることが明らかになってきました。エピジェネティクスによる負の影響を取り除く作用がある栄養素や食品の存在が予想され、さらなる解明が待たれるところです。

腸内環境は体調の司令塔

脳に次いで多くの神経細胞があり、脳の指令がなくても判断して働き、脳に受けたストレスをも反映することから「第2の脳」とも呼ばれる腸。「腸内フローラ」という言葉が知られるようになり、腸内の新しい細菌が発見されるなど、その働きにあらためて注目が集まっています。フローラ（Flora）とは花の女神のこと。腸内フローラとは、顕微鏡で観察すると腸内に生息する細菌群があたかも花畑のように見えることから名づけられたものです。

腸は、食べたものを小さな分子にまで分解・吸収する大事な器官です。ヒトの小腸の長さは6～7メートル、大腸の長さは1・5メートルほど。広げると小腸はテニスコート1面分、大腸は半面分にも相当します。その中には細菌がおよそ1000種類、100兆個も生息していることが知られています。

そのうち、私たちの健康に有益な働きをしてくれるのが善玉菌です。善玉菌は乳酸や酢酸などをつくって腸内を酸性に保ち、腸の運動を活発にします。それにより、食中毒や感染の予防、さらに発がん性を持つ物質の産生を抑えてくれるのです。

よく知られているのは乳酸菌やビフィズス菌ですが、中にはビタミンB群やビタミンKなどを合成する能力を持っている善玉菌も数多く存在しています。

一方で、毒性のアンモニアや硫化水素などの有害物質や、発がん性物質をつくり出す悪玉菌も存在しています。その代表格がウェルシュ菌。タンパク質をエサに有害物質をつくり出し、便秘を引き起こします。すると、腸内を消化物が移動するスピードが遅くなり、老廃物が長くとどまり腸にダメージを与えます。

これらの有害物質は腸から吸収され、血液を介して全身へ運ばれて代謝に影響を与えるため、肌荒れや肥満、生活習慣病などの原因にもなります。

これは、いわば腸の老化。高齢になると大部分の人は腸内細菌のバランスが崩れがちになり、乳酸菌やビフィズス菌が少なくなることが指摘されています。腸内環境が悪くなると、幸福感やポジティブな思考をつくるセロトニンやドーパミンの分泌も減り、気分まで落ち込むといわれています。

腸内環境が整っていれば善玉菌が栄養を独占し、悪玉菌や病原菌が増えないようにしてくれます。腸内環境が良好だと、免疫力もアップします。腸には免疫細胞の約60パーセントが集中しています。善玉菌であるビフィズス菌や乳酸菌には、免疫細胞を活性化させる働きがあるのです。

では、なぜ腸にそんなにも多くの免疫細胞が集まっているのでしょうか。

食べ物を消化吸収する消化管は、口から肛門まで続くいわば長いトンネルのようなものです。外界とつながっているため、食べ物と一緒に細菌やウイルスなど体の害になるものが入ってくることは避けられません。その一部は胃酸によって殺菌されますが、生き残るものもいます。腸の免疫細胞はそれらを待ち構え、退治するのです。

驚くことに、鼻や目の粘膜から入り込んできた病原体にも腸の免疫細胞は反応。腸は外界の病原体などから体を守る、まさに砦なのです。では、腸内環境を整えるためにはどうすればよいのでしょうか。

まずは便秘を解消すること。そのために腸内の乳酸菌やビフィズス菌を増やし、悪玉菌を増やさないことです。乳酸菌やビフィズス菌のエサとなるのはオリゴ糖や食物繊維ですから、これらを十分に摂取するようにしましょう。

規則的な排便を促すためには、1日20〜24グラム程度の食物繊維が必要とされてい

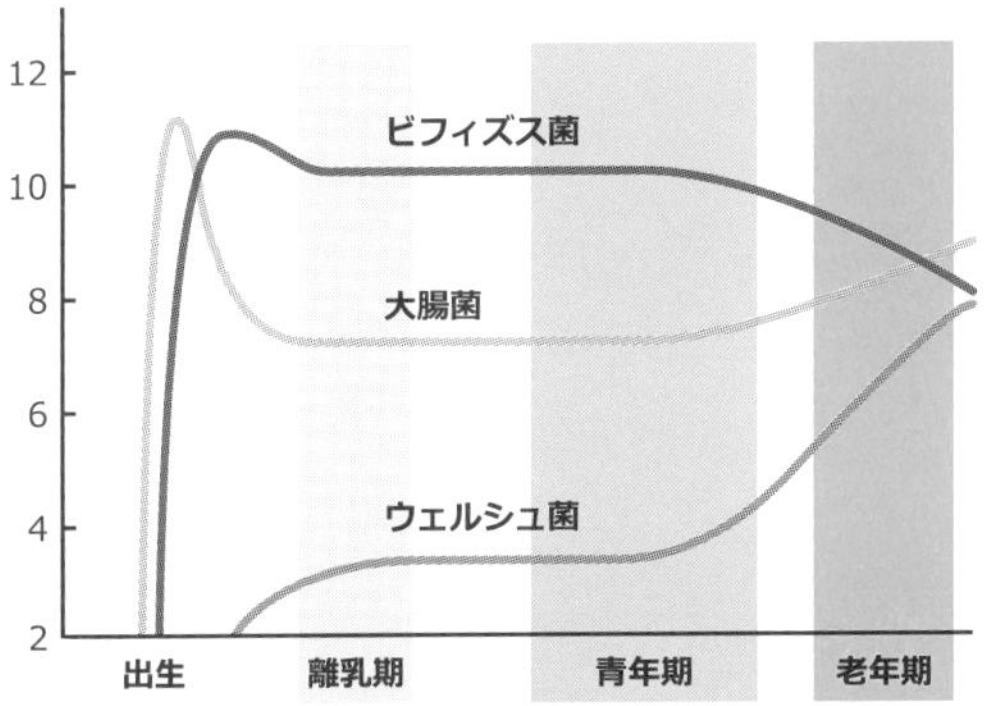

便1グラム当たりの菌数の対数を表した図。腸内細菌は年齢とともに移り変わる。加齢とともにビフィズス菌などの善玉菌が減り、ウェルシュ菌などの悪玉菌が増えてくる

ます。ところが、現代の日本人の平均は1日14グラム前後。1950年代は1日20グラムをこえていましたから、だいぶ少なくなっています。

日本人の3倍以上の野菜を食べるアフリカのマサイ族は、食物繊維が発がん物質を腸内に停滞させないので、大腸がんの発生が少ないといわれています。

オリゴ糖は大豆やバナナ、タマネギ、ジャガイモ、キャベツ、トウモロコシ、グリーンアスパラガスなどに多く含まれています。食物繊維は、皆さんもよく知っているとおり野菜や果物に豊富に含まれており、玄米からも摂取できます。

このような食材を積極的にとることで、腸内環境は改善します。その結果、全身のアンチエイジングにもつながるのです。

抗酸化力の強いフィトケミカル

老化を進めさせる大きな要因が活性酸素です。活性酸素は体内を酸化させて遺伝子や細胞にダメージを与えます。クギがさびたり、切ったリンゴの断面が茶色くなったりする酸化が、体内でもおこるのです。

このいわば「体のさび」に対処するため、生物は活性酸素を除去する物質を生成したり、外部からとり入れるシステムを備えるようになりました。その物質の1つが抗酸化酵素といわれる銅や亜鉛などミネラルを含むタンパク質、もう1つが食品などに含まれるビタミンCやビタミンEなどの抗酸化物質です。

抗酸化物質の中で注目されているのが、フィトケミカルです。「フィト（phyto）」は「植物由来の」という意味で、自力で移動することができない植物が紫外線や有害物質、害虫などの害から身を守るためにつくり出した色素や香り、アク、辛みなどの化学物質。野菜や果物、豆類、海藻、お茶やハーブなどに含まれ、強い抗酸化作用があります。

ヒトは体内でフィトケミカルをつくることはできませんが、植物性食品をとることで抗酸化力を高めることができます。

抗酸化作用でよく知られているのは、緑色のピーマンやホウレンソウに含まれるクロロフィル、赤色のトマトに含まれるリコピン、黄色・赤色のカボチャやニンジンに含まれるβ-カロテン、赤ワインなどに含まれるポリフェノール、大豆に含まれるフラボノイド、緑茶に含まれるカテキンなどです。

また、抗酸化以外にも、ダイコンやワサビに含まれるイソチオシアネート、タマネギなどに含まれるシステインスルホキシドといった物質は、辛みと強い刺激臭が特徴で、血行をよくして血圧の上昇を抑えたり、肝臓や消化管の解毒酵素を活性化して免疫力を向上させます。大豆に含まれるサポニンは渋みのある成分で、血中の脂質やコレステロールを低下させます。

このように、多様な機能を持つフィトケミカルはほとんどの植物に含まれており、その種類は現在発見されているだけでも約１５００種類にのぼり、まだ発見されていないものも数多く存在すると考えられています。

食物繊維だけではなく抗酸化物質をとることができる野菜は、アンチエイジングのために欠かせない食材です。積極的に食べましょう。

酸化をより進めてしまう糖化の正体

活性酸素による酸化とともに老化を促進する要因として注目されているのが、糖化《とうか》（グリケーション）です。糖化とは、糖がアミノ酸などと結合した状態のこと。トーストやパンケーキなどを焼くとこんがり褐色になり、おいしそうな香りがしてくるのは、糖化によるものです。トーストに限らず肉を炒めたりすると茶色に変化するのも同様で、味噌や醤油が茶色なのも糖化です。

酸化が「体のさび」といわれるのに対して、糖化は「体の焦げ」にたとえられます。糖化物質は体内でも生成され、血管にできれば動脈硬化がおこり、それがコラーゲンにできれば肌荒れや骨粗しょう症の原因になります。

ここで注意しておきたいのは、糖化とは糖質の過剰摂取が原因でおこるもので、糖化したものを食べたからといって、すぐに体内の糖化が進むわけではありません。食後、血中に余分な糖があることで体内の生体成分が糖化します。ですから、食後の血糖値を急激に上げないことが大切です。

最近、細胞膜に糖化物質と結合するレセプター（受容体）が存在し、環境因子からの情報を伝えるシグナル伝達系により、さまざまな遺伝子の働きに影響を与えることがわかってきました。レセプターは細胞表面の膜にあり、特定の物質を見分けて情報を受け取ることで細胞に多様な生理的反応を引き起こします。糖質をとりすぎると、特に抗酸化にかかわる遺伝子の働きが抑えられてしまうために体内の酸化が進み、体内のダメージを助長してしまいます。

このように、糖化と酸化は互いに関連が深く、アンチエイジングのためにはその両方への対処を心がけなければならないのです。

一方、体によい糖化物質や、そのレセプターの存在も示唆されています。それらは逆に抗酸化に働くとされ、今後の研究成果が待たれるところです。

未来のアンチエイジングはこうなる！

アンチエイジングを実践することで、生活習慣病のリスクや、フレイルやロコモティブシンドローム、サルコペニア、骨粗しょう症、認知症といった老年性疾患のリスクを減らし、結果的に健康長寿の実現が可能になる――。

本書を読んでくださった皆さんなら、すでに実感として捉えていることと思います。ですが、アンチエイジングへの取り組みが日常の生活に溶け込み、寿命と健康寿命の開きをほぼなくすためには、さらに老化の分子メカニズムを明らかにしていくなど、研究を進めていく必要があります。

老化や寿命には、遺伝子とともに環境が関与していることが明らかになりました。ヒトの最長寿命は120年といわれ、時代で変化していないことから、最長寿命は遺伝子により制御されていると考えられています。これは、アメリカにあるアルベルト・アインシュタイン医学校の分子遺伝学者ヤン・ヴィジグ博士らのチームが、国際的な寿命のデータや、先進国であるアメリカ、イギリス、フランス、日本の長寿者の件数を分析。その結果、１９８０年以降の最長寿命はほぼ横ばいで、公式的な記録の裏づけがある最高齢は97年に亡くなったフランス人女性の１２２歳とされ、その後も記録が更新されていないことから導き出された数値です。

一方、今日、生まれた子が生きるであろう寿命を示す平均寿命は、環境が変わると変化します。

家系による長命や短命といった話はよく聞くことですが、寿命の個体差について、今日では遺伝子の突然変異による多様性に加え、さまざまな環境因子が影響を与えていると考えられています。遺伝子の働きは生まれつき決められているだけでなく、環境により変化する——これがエピジェネティクスと呼ばれるもので、栄養や運動といった日々の生活習慣により遺伝子の働きが変えられることは、本書でも解説してきたとおりです。

さらに、長寿や栄養、運動に関係する遺伝子の解明も進んでいます。

たとえば、脂質異常症や循環器疾患、神経変性疾患などさまざまな疾患に関係していることがわかっているアポリポタンパク質の一つであるアポリポタンパク質E（ApoE）や、DNAに結合して遺伝子の働きを調節するタンパク質（転写因子）の一つであるFoxO3の遺伝子の変異（遺伝子多型）が、長寿と関連していることが明らかになってきました。ApoEは脂質の輸送や細胞へのとり込みを担い、FoxO3は血糖値の維持を担うなど、いずれも栄養と深く関係しています。


運動に関する遺伝子では、赤筋（遅筋あるいは持久筋）や白筋（速筋あるいは瞬発筋）といった筋肉の質を決めているACTN3という遺伝子や、筋肉の細胞内にあるミトコンドリアの生合成（生体内で物質が合成されること）や機能に働くPPARGCIAという遺伝子は、運動能力に関係していることがわかっています。

これらの研究成果をはじめ、遺伝子の多様性について解析が進むにつれて、今後も栄養や運動に関係する遺伝子が続々と発見されてくるでしょう。

一人ひとりが受け継いでいる膨大な遺伝子の全容を明らかにする塩基配列の解析（ゲノム解析）技術の進捗で、その人の個性や疾病のリスクなども丸ごと明らかになりつつあります。

それを踏まえ、これからは不特定多数に向けた食生活や運動習慣の効能といった次元をこえて、一人ひとりの個性に寄り添いながら遺伝子と栄養や運動とを結びつける「ゲノム栄養学」や「ゲノム運動学」がアンチエイジングの中心になることが予想されます。それはそのままアンチエイジングの研究にも結びつき、すでに美しく健康に老いたいと願う人々の生活にも影響を与え始めています。

老化研究の成果に基づく日々のアンチエイジングへの取り組みが、若さと美しさのみならず、健やかな老いとともに健康寿命を延ばすことにつながるという好循環が始まっているのです。

おわりに

年を重ねるごとに円熟した演技を見せる俳優を目の当たりにすると、年をとることもまんざら悪いことではないと思います。

でも、それは元気で健康な体があってこそ。俳優たちも、いつかは体の自由がきかなくなり、演技もままならなくなってきます。残酷なようですが、老化とはその定義どおりに「年をとるにつれて生理機能がおとろえること」（広辞苑より）なのです。

そうした体の機能の衰えを遅らせ、元気で健康な体を保ち、自立して生活できる健康寿命を延ばすことが、アンチエイジングの目的です。本書は、その目的をかなえるためにはどうしたらよいのか、読者に「アンチエイジングの知恵」を身につけてほしいとの願いから書き進めたものです。

読む前と読んだ後で、老化やアンチエイジングに対する皆さんの考え方はどのように変わりましたか？　それはたとえば、食事の際に箸をつける順番といったことかもしれませんし、寝る前にはスマートフォンを見るのをやめた、といった小さな習慣の変化かもしれません。

でも、それが未来の、いや数年後のあなたの若さと健康を左右する大きな積み重ねの一つになっているのです。


さて、前著である『アンチエイジング読本』から6年。

健康寿命を延ばすことへの取り組みが多くの人の間に広がるとともに、元気に長寿を享受することを目指す理論的・実践的科学である「アンチエイジング」への関心もますます高まっています。

東海大学健康学部では2020年、小田急電鉄株式会社と連携し、沿線住民のウェルネス（健康）向上をテーマにした「小田急寄付講座」を開講。私も主任教員として、湘南キャンパスに設けた「小田急寄付講座オフィス」を拠点に講義や調査・研究に携わっています。同講座では、将来的には小田急線の主要駅などに、地域住民に向けて健康に関するイベント開催や健康ランチの提供、健康度測定などができるスマホアプリと連動した〝場〟の設置を構想しています。学生たちは、そうした地域の健康づくりを担える存在となれるよう懸命に学びを深めており、私も彼らの近い将来における活躍を楽しみにしています。

研究分野においても、この6年あまりで大きな変革と進展がありました。本書でふれたように、遺伝子に関する研究成果が個人のゲノム解析や疾病の治療など、日常の生活に入り込んできたのです。もはやアンチエイジング研究も、一人ひとりの遺伝子やゲノムといった視点抜きには考えられなくなってきました。

わが家に2年前から家族として加わった小さな兄弟犬は、たった5分違いで生まれてきたのに、兄は白色の剛毛、性格は大胆でちょっと寒がり。弟は黒色の柔毛で臆病、暑がりです。同じ親から生まれても姿や性格、代謝がこれほど異なる2匹を見ると、いつも遺伝子の多様性に思いが至ります。

人の中でも、人種の違いから髪や目の色といった個性の違いまで、バラエティーに富んだ集団をつくり出す遺伝子の不思議。一人ひとりに最適なアンチエイジングを考えるためには、こうした遺伝子の多様性も考える必要があることを、わが家の犬たちは今日も教えてくれるのです。

最後になりましたが、本書の出版に当たり、「かもめの本棚」編集部の白田敦子さん、ライターの天野敦子さん、また、いつも叱咤激励してくれ、この本の内容に関しても貴重な感想と意見をくれた妻の万記子に感謝します。

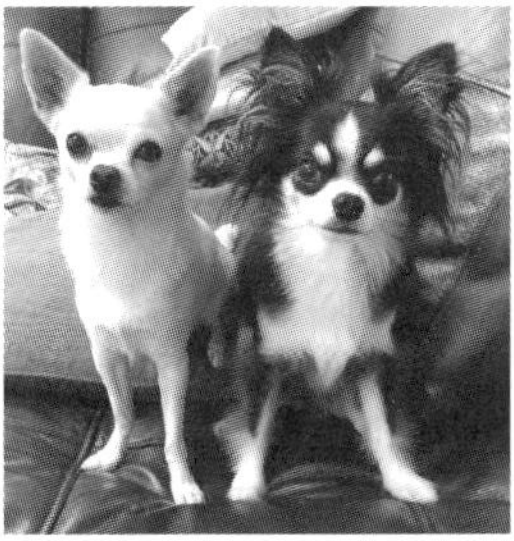

わが家の新しい家族となった兄弟犬。兄のホセ(左)と弟のルッチ

抗加齢《アンチエイジング》ドックのご案内

コースの概要

● アドバンス（A）コース

現在の老化度を知るとともに、今後の進行を予見し回避するためのあらゆる項目が含まれています。検査後は、医師、運動・食事・サプリメントの各専門家が、アンチエイジングのアドバイスをします。

● ベーシック（B）コース

検査後のアドバイスはアドバンスコースと同等ながら、生活習慣病と現在の老化度を知るためのエッセンスが網羅されています。当院の通常ドックと併せて受診いただくことで、「健康長寿」実現のためのほとんどの項目が把握可能です。

● コンパクト（C）コース

血管と血流に強い抗加齢ドックのエッセンスを凝集した、通常の人間ドックのオプションコースです。医師による面談、各専門家からのアドバイスを提供します。

お問い合わせ先

東海大学医学部付属東京病院健診センター
〒151-0053　東京都渋谷区代々木 1-2-5
予約専用電話：03-3379-1304
TEL：03-3370-2321（病院代表）FAX：03-3370-2320
E-mail：iji@tok.u-tokai.ac.jp
http://www.tokai-anti-aging.com/anti-aging.html

東海大学医学部付属東京病院

私は長年、東海大学ライフケアセンター長として、医学部の西崎康弘教授が病院長を務める医学部付属東京病院抗加齢ドックと連携し、抗加齢（アンチエイジング）医学に取り組んできました。その目的は、加齢をあきらめず「心身ともに健やかで豊かに老いる」ことの追求です。健康寿命を延ばし“サクセスフル・エイジング”を実現するために設けられた同病院抗加齢《アンチエイジング》ドックについてご案内します。

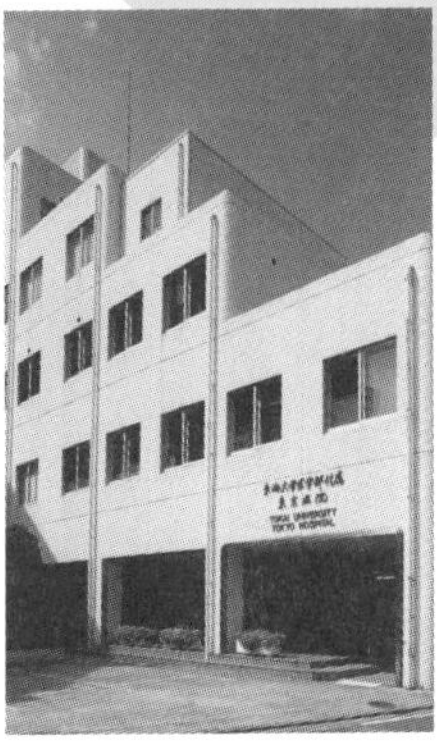

抗加齢ドックでは以下の７つの領域について検査し、老化の度合いを検証して一人ひとりに合う対処法を提案します。

1. **血管の動脈硬化**（血管の硬さや詰まり具合を検査）
2. **血液老化度**（動脈硬化を進行させる血液中の脂質バランスを評価）
3. **活性酸素・抗酸化力**（活性酸素と、その発生を阻害する抗酸化物質の血中濃度を測定）
4. **ホルモンバランス**（男女別にホルモンバランスを評価）
5. **免疫バランス**（年齢に応じたバランスに保たれているかを検査）
6. **一般検査**（肝機能・腎機能・糖尿病・貧血などの内臓機能を検査）
7. **体の構成**（基礎的な身体機能と脂肪・筋肉・骨など体の構成成分、バランス異常をチェック）

※これらの検査項目は (B)(C)コースに含まれないものがあります。

石井直明（いしい・なおあき）

1951年神奈川県生まれ。東海大学工学部応用物理学科原子力工学専攻卒業。86年より2年間、アメリカ・ロッシュ分子生物学研究所に留学。東海大学医学部教授を経て2018年より同大学健康学部特任教授。医学博士。専門は老化学、分子生物学、健康医科学。世界で初めて老化と活性酸素との関係を分子遺伝学的に証明した論考は、世界的な科学雑誌『Nature』に掲載された（1998年）。主な著書に『分子レベルで見る老化』（講談社）、『専門医がやさしく教える老化判定&アンチエイジング』（共著、PHP研究所）、『アンチエイジング読本』（東海教育研究所）ほか。

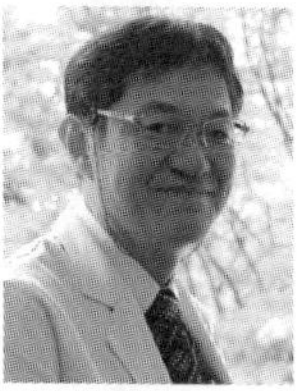

図表イラスト：斉木 恵子（シンプラス）
※25ページを除く

この本は、WEBマガジン『かもめの本棚』に連載した「アンチエイジングの教科書」を加筆してまとめたものです。

アンチエイジングの教科書

2021年2月28日　第1刷発行

著　者　石井直明

発行者　原田邦彦

発行所　東海教育研究所
〒160-0023　東京都新宿区西新宿7-4-3　升本ビル
電話 03-3227-3700　ファクス 03-3227-3701
eigyo@tokaiedu.co.jp

印刷・製本　株式会社シナノパブリッシングプレス

装丁・本文デザイン　稲葉奏子

編集協力　齋藤 晋

ISBN 978-4-924523-15-9　C0077